Dr Martine Depondt-Gadet

# Stérilité et infertilité

Comment débloquer les barrages psychologiques
qui entravent la fécondité

Dangles
DEPUIS 1926
EDITIONS

# Dédicace

Je voudrais dédier ce livre à toutes les futures mamans qui sont entrées dans mon cabinet, femmes en attente de fécondité qui m'ont fait m'interroger sur nos messages de femmes et sur nos chemins initiatiques de vie.

Elles m'ont révélé le merveilleux qu'elles avaient en elles et qu'elles avaient réveillé.

Certaines ont fait un simple passage, j'en ai suivi d'autres sur un long parcours, chemin que je partage encore avec certaines d'entre elles.

Leurs histoires illustrent ce livre.

ISBN : 978-2-7033-0882-9


Une marque du groupe éditorial Piktos,
Z.I. de Bogues – rue Gutenberg – 31750 Escalquens
Bureau parisien : 6, rue Régis – 75006 Paris

**www.piktos.fr**

# Préface

Je m'appelle Martine Depondt-Gadet et suis médecin acupuncteur.

J'ai fait mes études à la faculté de médecine de Clermont-Ferrand, puis à Montpellier. Mon époux étant parisien, je me suis installée dans cette ville depuis maintenant près de vingt-cinq ans.

Très tôt, j'ai été fascinée par la culture et la philosophie chinoises, ce qui m'a amenée parallèlement à mes études à apprendre le chinois, qui me permet d'être autonome lorsque je voyage en Chine. La calligraphie, l'étude sémantique des idéogrammes me fascinent. Ce sont des clés puissantes dans la compréhension de l'acupuncture.

C'est tout naturellement qu'à la fin de mes études je me suis formée en acupuncture, tout d'abord auprès du docteur Paul Lepron à Vichy, qui a créé l'OEDA (Organisation pour l'étude et le développement de l'acupuncture), puis auprès du docteur Jean Borsarello, ancien médecin colonel de l'armée de l'air, qui au cours de ses missions pendant la guerre d'Indochine avait découvert cette médecine, l'avait étudiée là-bas et utilisée auprès des troupes – avant de fonder, à son retour en France, une école qui fait autorité.

Depuis de nombreuses années, je complète ma formation en allant en Chine une à deux fois par an pour visiter les hôpitaux de Shanghai et de Pékin et y rencontrer mes collègues et amis, qui pratiquent l'acupuncture et le Qi Gong.

Là-bas, j'ai le plaisir de retrouver la famille de ma petite filleule chinoise, Alicia.

J'ai complété ma formation en médecine traditionnelle chinoise par la pratique du Qi Gong, gymnastique chinoise basée sur les points d'acupuncture, que j'enseigne entre autres dans le parc Monceau.

L'acupuncture concernant beaucoup de patients nécessitant une prise en charge psychologique, j'ai enfin effectué différentes formations dans ce domaine, telles que la PNL (programmation neurolinguistique), l'hypnose et l'EFT (Emotional Freedom Technique), qui complètent efficacement la médecine traditionnelle chinoise.

Mon intérêt pour la maternité m'a enfin conduite à obtenir un diplôme d'échographie gynéco-obstétricale à une époque où cette technique en était à ses balbutiements, ainsi qu'à pratiquer de nombreux accouchements à l'hôpital d'Issoire. Mettre au monde m'a toujours fascinée : chaque accouchement est une belle aventure !

En tant que médecin acupuncteur, je suis amenée à soigner de nombreuses pathologies, notamment les maladies dites « fonctionnelles », des douleurs chroniques, pour lesquelles l'acupuncture fait merveille. Parmi ces pathologies, chez la jeune femme, l'infécondité est l'un des problèmes les plus fréquents et les plus éprouvants. La médecine traditionnelle chinoise donne des résultats étonnants dans cette indication, c'est à elle que je dois le titre de « faiseuse de bébés » que m'ont donné toutes mes gentilles patientes. C'est tellement extraordinaire d'aider à donner la vie, de favoriser la fécondité par un simple déblocage énergétique !

J'utilise pour cela des techniques d'acupuncture qui soignaient déjà les femmes infécondes il y a plus de 2000 ans, les textes anciens en sont témoins.

Elles permettent un accompagnement, parfois un traitement de la stérilité chez mes patientes.

Au sein de mon cabinet, la qualité des résultats obtenus a été telle qu'un forum de femmes s'est créé sur Internet il y a à peu près dix ans. Le bouche à oreille ayant ainsi fonctionné, je rencontre maintenant en moyenne cinq fois par semaine une jeune femme en demande de fertilité. J'ai ainsi pu prendre en charge de nombreuses patientes et les aider à mener à bien une grossesse tant désirée.

Avec le temps et l'expérience, cet exercice m'est devenu une spécialité. Le parcours des futures mamans évoqué dans ce livre en est l'illustration.

# Fertilité et stérilité

Le concept de fertilité chez la femme a été littéralement transfiguré, depuis les progrès des années 60.

Dans ces années-là, l'arrivée de la pilule anticonceptionnelle a permis aux femmes de maîtriser leur fertilité et de pouvoir enfin dissocier fertilité et sexualité. Cette notion de contrôle de la natalité a également évolué avec l'arrivée de la loi Veil en 1973, autorisant l'interruption volontaire de grossesse.

Si la fertilité était enfin maîtrisée, il n'en était pas de même pour la stérilité. Il aura fallu attendre la fin des années 70 pour que l'on puisse utiliser les inducteurs de l'ovulation permettant de régler un certain nombre de problèmes de fertilité. L'arrivée dans les années 90 des techniques de fécondation in vitro a également constitué une autre révolution en la matière.

Le fait est que les problèmes de stérilité sont devenus beaucoup plus importants ces dernières décennies, notamment parce que les femmes ont reculé l'âge de leur première maternité.

Maîtrisant maintenant leur fertilité, elles ont pu privilégier leurs études et leur carrière, attendre une stabilité professionnelle et la rencontre d'un partenaire stable pour décider de procréer.

Alors qu'au Moyen Âge, les maternités débutaient dès l'adolescence, compte tenu d'un espoir de vie court, elles concernaient après-guerre une majorité de jeunes femmes entre 20 et 30 ans, et aujourd'hui des femmes de plus de 30-40 ans, dans bon nombre de cas. Il est certain qu'à cet âge, la fertilité est plus faible que dix ou quinze ans plus tôt. Si la maîtrise de la contraception ne pose aucun problème, celle de la conception est beaucoup plus difficile à cet âge.

En France, un couple sur sept rencontre des difficultés à procréer, et 40 000 couples, chaque année, vont consulter pour l'assistance médicale à la procréation.

# Psychologie et procréation

Il est important de comprendre qu'un couple qui n'arrive pas à avoir d'enfants est un couple en détresse. Le couple a souvent derrière lui un long passé d'attente désespérée de grossesse ardemment désirée, de tentatives thérapeutiques et de prises en charge médicales non couronnées de succès. Les échecs répétés engendrent une perte de l'espoir, qui rendra encore moins supportable la difficulté de la prise en charge médicale qui peut conduire à la fécondation.

Si, dans 80 % des cas d'infertilité, l'on peut retrouver une cause organique justifiant une prise en charge médicale, il ne faut pas oublier que la stérilité est idiopathique dans 20 % des cas. Dans ce domaine particulièrement, les problèmes psychologiques occupent une place prépondérante. Une prise en charge appropriée, notamment la recherche d'une fracture émotionnelle dans le jeune âge, peut être extrêmement bénéfique. L'utilisation de médecines alternatives peut également constituer une aide précieuse. Ces techniques ne sont pas antagonistes, on peut même affirmer qu'acupuncture, EFT et procréation médicale assistée (PMA) sont parfaitement complémentaires lorsqu'il s'agit, dans un couple, de faire face à un problème d'infertilité.

Le facteur psychologique n'est pas non plus à négliger dans les stérilités organiques, puisqu'il a été prouvé qu'angoisse et dépression étaient présentes chez 40 % des couples présentant des problèmes de fertilité.

Cela s'explique déjà par l'obsession qui peut se manifester à l'intérieur d'un couple confronté à l'impérieuse nécessité d'avoir un enfant.

L'entourage familial n'arrange pas ce problème, demandant fréquemment aux jeunes couples quand ils vont faire enfin un bébé ; l'exemple de couples amis, déjà parents, les amène parfois à se replier sur eux-mêmes.

Un certain nombre de couples surmonte difficilement cette situation qui mène parfois à la séparation.

Lorsqu'il s'agit d'une infertilité de cause organique, et qu'une décision est prise de faire une démarche en vue d'une aide médicale à la procréation, le couple va vivre un véritable parcours du combattant, chemin long et difficile, demandant à chacun de mettre à nu sa pudeur et sa sexualité, obligeant à réaliser de nombreux examens complémentaires souvent douloureux physiquement et psychologiquement, avec toujours l'incertitude quant au résultat de ces démarches.

Pour le conjoint, la notion de stérilité masculine peut être extrêmement mal vécue, car associée à la virilité.

Une prise en charge psychologique du couple dans sa globalité et de chaque futur parent individuellement est donc indispensable pour permettre à chacun de libérer ses angoisses, d'être rassuré, mais également de libérer certains verrous enfouis depuis l'enfance qui peuvent contribuer à aggraver les problèmes de fertilité.

L'appoint de médecines alternatives peut aussi permettre aux couples de surmonter leurs difficultés et, angoisse et dépression étant surmontées ou minorées, d'atteindre une sérénité propice à la fertilité.

# Mécanismes de la fécondation

La conception d'un enfant est un phénomène merveilleux, d'une complexité extrême.

La sélection et le développement des cellules reproductrices mâle et femelle, leur parcours dans les voies génitales féminines permettant la fécondation, enfin le trajet de l'œuf vers la cavité utérine puis sa nidation sont autant d'étapes sources d'obstacles pouvant mener à l'infertilité.

## Les gamètes, cellules reproductrices

### L'ovocyte

Cellule œuf féminine, l'ovocyte est formé au sein des follicules, situés dans l'ovaire. Le stock d'ovocytes est d'environ 400 000 à la naissance, mais seuls quelques milliers seront utilisables de la puberté jusqu'à la ménopause.

Au cours du cycle menstruel, 600 ovocytes démarrent leur croissance. Lors de la ponte ovulaire, il n'en reste plus qu'un seul, qui va subir une maturation lui permettant d'être fécondé par le spermatozoïde.

La libération de l'ovocyte dans les voies génitales féminines est déclenchée par un pic hormonal, la LH (hormone lutéinisante). Le follicule se rompt sur la surface de l'ovaire, expulsant l'ovocyte, récupéré par un mouvement de balai des franges de la trompe utérine à la surface de l'ovaire : c'est l'ovulation, au quatorzième jour du cycle.

Le fonctionnement des ovaires est contrôlé par des sécrétions hormonales engendrées par deux structures que l'on trouve dans le cerveau, l'hypothalamus, qui stimule l'hypophyse via une hormone, la *gonadotrophine releasing hormone*, GRH. L'hypophyse ainsi stimulée sécrète deux hormones, la FSH (*follicule stimulating hormone*), hormone stimulant le follicule, et la LH, hormone lutéinisante, qui va déclencher la ponte ovulaire. Les ovaires ainsi stimulés sécrètent deux hormones, l'œstrogène et la progestérone, indispensables à la ponte ovulaire et au cycle menstruel.

### Le spermatozoïde

Cellule sexuelle mâle, c'est une petite cellule dont le rôle est d'apporter les chromosomes paternels qui vont s'ajouter aux chromosomes maternels au sein de l'ovocyte. Il est créé au sein des tubes séminifères situés dans les testicules. C'est la spermatogenèse : les cellules souches se divisent, puis passent par une phase de maturation pour donner naissance au spermatozoïde. Les spermatozoïdes libérés dans les tubes séminifères sont stockés dans l'épididyme, ampoule située contre le testicule, puis traversent les canaux différents, se mélangeant aux sécrétions des vésicules séminales et de la prostate pour permettre la formation du sperme.

Comme les ovaires, les testicules sont sous le contrôle de l'axe hypothalamo-hypophysaire via les hormones FSH et LH.

## Fécondation

Lors du rapport sexuel, le sperme est déposé au fond du vagin, contre le col utérin. La glaire sécrétée au niveau de ce col permet le passage des spermatozoïdes dans l'utérus, mais ne laisse circuler que les plus mobiles d'entre ceux qui pourront atteindre les trompes ovariennes.

La mobilité des spermatozoïdes est indispensable à ce processus. Le passage de la glaire cervicale par les spermatozoïdes leur donne leur pouvoir fécondant.

Sur 300 millions de spermatozoïdes contenus dans une éjaculation, quelques centaines seulement arriveront au niveau des trompes pour la fécondation.

Dans la trompe, un seul spermatozoïde parviendra à traverser les parois de l'ovocyte pour le pénétrer et donner naissance à la cellule embryonnaire, qui va se diviser pour former un embryon.

## Migration de l'embryon

Pendant son développement, l'embryon se déplace pour se diriger dans l'utérus où il arrive vers le quatrième jour après la fécondation. Il se fixe alors dans la muqueuse : c'est la nidation.

# Mécanismes de l'infertilité

On comprendra aisément que la complexité des mécanismes menant à la fécondation constitue autant d'obstacles potentiels menant à l'infertilité.

Au terme de *stérilité*, à connotation péjorative, l'on préfère maintenant souvent ceux d'*infertilité* ou d'*hypofertilité*, moins négatifs.

On considère qu'un problème de fertilité ne peut être reconnu chez un couple désireux de grossesse qu'après un délai d'au moins deux ans, pendant lequel aucune conception d'enfant ne s'est produite malgré des relations sexuelles régulières. On sait qu'au-delà de trois ans d'infertilité inexpliquée, les chances de mener à bien une grossesse naturelle s'amenuisent, et qu'une procréation assistée doit être envisagée.

L'hypofertilité est loin d'être exclusivement de cause féminine : on la retrouve dans 30 % des cas, mais 20 % relèvent d'une cause uniquement masculine. Dans 40 % des cas, les causes sont à la fois masculines et féminines. Enfin, dans les 10 % restants, l'infertilité est inexpliquée, on parle d'*infertilité idiopathique*.

## Facteurs communs d'infertilité

Pour les deux sexes, l'âge est un facteur prépondérant de fertilité : débutant chez la femme à la puberté, la fertilité présente un pic maximal à l'âge de 25 ans. Elle diminue ensuite et le risque de fausse couche augmente avec l'âge. Les chances de mener à bien une grossesse deviennent faibles après 40 ans. Dans mon expérience, lorsque tous les examens complémentaires amènent à poser le diagnostic de ménopause précoce, l'acupuncture peut relancer la stimulation de l'axe hypothalamo-hypophysaire et une activité génitale. Chez l'homme, l'âge amène plus tardivement, surtout après 55 ans, à une baisse de fertilité due à une moins bonne qualité des spermatozoïdes.

Tous sexes confondus, des facteurs exogènes, comme l'abus d'alcool et de tabac, les pesticides, sont très préjudiciables à la fécondité.

## Causes de stérilité féminine

Les causes d'infécondité peuvent se situer au niveau des ovaires, des trompes, et de l'utérus.

### Problèmes ovariens, troubles de l'ovulation

C'est la cause la plus fréquente d'infertilité féminine (1/3 des cas), l'ovulation pouvant être absente ou irrégulière, ce qui se traduit par des règles absentes, rares ou irrégulières.

Cela peut provenir de l'ovaire lui-même (dysfonctionnement ovarien).

Il peut s'agir également de troubles de l'axe sécrétoire hypothalamus/hypophyse, qui perturbent la maturation et la ponte ovulaire, ce que l'on peut expliquer par un défaut de stimulation au niveau central, cérébral. Différents facteurs peuvent également interférer, tels que l'obésité, la maigreur dans le cadre de l'anorexie mentale, où les facteurs psychiques peuvent être prépondérants.

### Anomalies des trompes de Fallope

L'obturation des trompes entrave le transport de l'ovocyte, empêche les spermatozoïdes d'atteindre l'ovocyte et de le féconder.

Cette anomalie est due principalement à des séquelles d'infections génitales (salpingite), mais peut s'expliquer également par une endométriose (présence anormale de muqueuse utérine dans la trompe ou l'ovaire) ; à des séquelles de chirurgie (brides cicatricielles dans le pelvis), ou de grossesse extra-utérine (grossesse bloquée dans la trompe).

Cette cause est fréquente, c'est pourquoi, lors du premier entretien, je demande systématiquement à ma patiente si une salpingographie, entre autres, a été pratiquée.

## Anomalies utérines

### *Anomalies de la glaire cervicale*

L'on a évoqué plus haut l'importance de la glaire cervicale dans le passage et la sélection des spermatozoïdes qui vont migrer dans la trompe utérine.

Des infections, des traitements pour des lésions bénignes ou malignes au niveau du col utérin peuvent modifier la glaire et le passage des spermatozoïdes dans la cavité utérine.

### *Endométriose*

Cette maladie correspond à des localisations anormales de la muqueuse utérine hors de l'utérus, dans les ovaires, les trompes, le péritoine (70% des femmes souffrant d'endométriose présentent une infertilité).

### *Troubles de l'implantation*

L'ovocyte devenu œuf doit s'implanter dans la cavité utérine pour s'y développer. Cette nidation peut être difficile, voire impossible en cas de malformation utérine, d'origine congénitale. Cela a pu se voir chez les femmes nées avant 1977, de mamans ayant reçu du Distilbène. Ce médicament donné pour stimuler leur fécondité avait provoqué chez leurs filles des anomalies utérines empêchant toute nidation (polypes, fibromes sous-muqueux), et des cancérisations secondaires.

## Causes de stérilité masculine

Les facteurs environnementaux sont de plus en plus admis comme facteurs d'hypofertilité chez l'homme. Outre les facteurs exogènes déjà cités plus haut, les pesticides et pour certains les émissions électromagnétiques engendrées par les téléphones mobiles sont de plus en plus mis en cause.

Aujourd'hui, l'âge de la paternité, comme celui de la maternité, est devenu plus tardif ; la qualité du liquide spermatique est dégradée, ce qui explique que l'hypofécondité masculine s'accentue avec l'âge.

### Anomalies au niveau des spermatozoïdes

De nombreuses anomalies concernant les spermatozoïdes peuvent amener à une infertilité masculine :

- Ils peuvent être en nombre insuffisant (moins de 10 millions par millilitre de sperme), c'est l'oligospermie.
- Ils peuvent présenter un défaut de mobilité, c'est l'asthénospermie.
- Il peut y avoir également un nombre élevé de spermatozoïdes anormaux ou de spermatozoïdes morts, c'est la tératospermie et la nécrospermie.

Ces anomalies sont le plus souvent dues à des séquelles d'infections, parfois à des anomalies génétiques. Elles peuvent se développer dans le cadre d'auto-immunité, l'homme développant des anticorps contre ses propres spermatozoïdes.

Aujourd'hui, un tiers des problèmes de stérilité des couples sont en relation avec la pollution, notamment les pesticides qui perturbent le système hormonal. Utilisés dans les insecticides, les fongicides, les herbicides, on les retrouve dans notre alimentation, qu'elle soit animale ou végétale. Ils sont responsables en grande partie de la baisse de fécondité des hommes.

## Troubles de l'éjaculation

Au cours du rapport sexuel, lors de l'éjaculation, le sperme, au lieu d'être déposé dans le cul-de-sac vaginal, peut partir dans la vessie (éjaculation rétrograde). Ceci est la conséquence d'affections neurologiques, de séquelles de chirurgie prostatique, etc.

Impuissance et éjaculation précoce constituent, bien entendu, des causes d'infertilité chez l'homme.

# Prise en charge du couple infertile

La prise en charge d'un couple infertile, comme la mise en route d'une procréation médicalement assistée, met au jour la difficulté pour l'homme comme pour la femme à faire face à ce problème.

L'intimité du couple est souvent malmenée, l'homme mais surtout la femme devront affronter des examens parfois difficiles à supporter, tant sur le plan physique que psychologique.

## Bilan de la fertilité masculine

On se souvient que l'infertilité est d'origine masculine dans 20 % des cas, et dans 40 %, d'origine mixte.

S'il est logique d'explorer la fertilité masculine avant d'explorer celle de la femme, chez qui les examens sont plus nombreux et complexes, en pratique, on explore simultanément l'homme et la femme, parce qu'il faut souvent beaucoup plus de temps à monsieur pour se décider à faire son spermogramme, qu'à madame pour subir la batterie d'examens prescrits !

### Examens cliniques et interrogatoires indispensables à la recherche d'anomalies génitales, de problèmes sexuels, etc.

L'examen clé est le spermogramme qui permet d'évaluer le nombre, la vitalité des spermatozoïdes, et de cerner quelle procréation médicalement assistée (PMA) pourra être envisagée.

Les sérologies de la syphilis, HIV, l'hépatite B et C sont systématiques avant d'envisager toute PMA.

## Bilan de la fertilité féminine

Celui-ci est pris en charge par le gynécologue, qui va établir un interrogatoire et un bilan clinique complet, notamment au plan gynécologique, pour rechercher d'éventuelles anomalies de l'appareil génital.

Les mêmes sérologies que celles du conjoint seront demandées, ainsi que celle de la toxoplasmose.

Si l'on envisage le transfert d'embryons, une hystérométrie est pratiquée pour mesurer la taille de la cavité utérine, éventuellement complétée par une hystéroscopie qui permet l'évaluation de la qualité du col de l'utérus et de la cavité utérine. C'est loin d'être systématique.

### *Bilan de la fonction ovarienne*

Le bilan débute simplement par une analyse des courbes de température qui illustre et matérialise les phénomènes ovulatoires et leurs anomalies. Cette analyse permet de s'assurer qu'il y a ou non ovulation, en se basant sur le fait que la température du corps féminin augmente de 0,5 °C durant la seconde moitié du cycle, s'il y a bien eu une ponte ovulaire.

Un bilan hormonal, notamment œstrogénique, complète cette analyse. Là encore, il est réalisé pour préciser les anomalies de l'ovulation. Il permet d'évaluer le fonctionnement des ovaires et de l'axe hypothalamo-hypophysaire.

### *Analyse de la glaire cervicale*

Il s'agit du test de Huhner, test postcoïtal, réalisé dans les quarante-huit heures cernant la période ovulatoire, huit heures après le rapport sexuel. Il consiste en un prélèvement de la glaire cervicale à la recherche d'une anomalie qualitative à ce niveau, ainsi que le nombre et la mobilité des spermatozoïdes qu'on y retrouve.

On comprendra aisément les difficultés psychologiques qu'un tel test provoque au sein du couple.

### *Examens paracliniques*

Il s'agit d'une série d'examens plus ou moins compliqués, plus ou moins invasifs.

Une échographie pelvienne visualise les ovaires, les trompes et la cavité utérine.

Le bilan de la cavité utérine et des trompes est effectué par hystérosalpingographie, visualisation par radiographie des trompes et de l'utérus par injection d'un produit opaque dans ces cavités, ce qui permet de vérifier leur perméabilité.

Une hystéroscopie consiste à introduire une petite fibre optique dans le col de l'utérus pour visualiser la qualité utérine.

Parfois, une biopsie de la muqueuse utérine peut être nécessaire.

Enfin, une cœlioscopie peut être pratiquée, permettant de visualiser l'utérus, les trompes et des ovaires, de rechercher des anomalies, principalement des brides génératrices d'obstruction tubaire.

En fonction des résultats de ces bilans, le médecin pourra orienter le couple vers la technique de procréation médicalement assistée la plus adaptée.

# 1
# Traitements actuels de l'infertilité

## Historique des traitements

Les traitements de l'infertilité sont tous de conception très récente, puisque les inducteurs de l'ovulation ont été proposés pour la première fois dans les années 70. Si la première insémination artificielle date de 1784 (!), elle n'a vraiment été mise au point et largement utilisée en France, avec la création des banques du sperme, qu'en 1973.

La première fécondation in vitro quant à elle date de 1978, et l'injection de spermatozoïde intracytoplasmique (ICSI), encore plus récente, de 1992.

En toute logique, le traitement de la stérilité dépend pour chaque couple de sa propre cause.

## Inducteurs de l'ovulation

Il s'agit d'un traitement destiné à provoquer l'ovulation lorsque celle-ci n'est pas spontanée ou se produit de manière très épisodique, dans le cadre généralement d'anomalies des sécrétions hormonales de l'axe hypothalamo-hypophysaire, qui stimulent normalement la ponte ovulaire. Il permet de stimuler la production de plusieurs ovocytes par cycle, augmentant ainsi les chances de fécondation. Ces traitements visent à ne pas dépasser deux follicules.

Schématiquement, le traitement consiste à administrer un inducteur de l'ovulation au cours des quatorze premiers jours du cycle menstruel.

Les produits les plus utilisés sont le clomifène (clomid), administré par voie orale, la FSH (hormone folliculostimuline), l'HCG, hormone gonadotrophine chorionique humaine, traitements administrés en sous-cutané, ce qui permet à beaucoup de femmes de se faire les injections elles-mêmes. L'HCG est le déclencheur de l'ovulation, administrée lorsque l'on juge que le follicule stimulé est à maturité.

Compte tenu de l'induction de la ponte de plusieurs ovocytes, ce sont des traitements qui favorisent les grossesses gémellaires.

Si la cause de l'hypofertilité est bien un désordre hormonal, la chance de fécondation sous stimulation est très importante, de l'ordre de 80 %.

## Traitements chirurgicaux

Ils peuvent être proposés lorsqu'il existe chez la femme des sténoses ou des brides cicatricielles bloquant le passage des gamètes dans les trompes utérines, ou la nidification de l'embryon au sein de la cavité utérine.

Ces gestes, réalisés maintenant le plus souvent par cœlioscopie, permettent de libérer ces brides et de lever ces obstacles, ou d'anastomoser (de ré-aboucher) deux segments d'une trompe dont on aura ôté la portion sténosée.

Ce traitement doit être tenté, s'il est possible, en première intention. Les résultats sont difficiles à chiffrer, ils dépendent en grande partie de l'anomalie à traiter. Dans ces cas, la fécondation in vitro n'est envisagée qu'en cas d'échec du traitement chirurgical.

## Assistance médicale à la procréation

L'AMP correspond à l'utilisation de techniques permettant une fécondation en manipulant les gamètes mâles et femelles, avec ou sans fécondation in vitro.

L'AMP est très sérieusement encadrée par les lois de bioéthique du 29 juillet 1994 et par le guide des bonnes pratiques en AMP.

Actuellement, en France, selon la loi, elle ne peut être pratiquée que chez des couples hétérosexuels, vivants au moment de la tentative, en âge de procréer, mariés ou concubins.

Elle doit être réalisée au sein d'une équipe agréée, associant médecins, biologistes, psychologues.

Elle comporte différentes méthodes :

- L'insémination artificielle ;
- La FIV (fécondation in vitro) ;
- L'ICSI (injection de sperme intracytoplasmique).

Ces techniques ont pour point commun la réalisation de la fécondation artificiellement, en contournant les éléments qui font obstacle à la fécondation dans les conditions naturelles.

Elles nécessitent toujours l'utilisation pour la femme d'une stimulation ovarienne permettant la ponte de plusieurs ovocytes qui seront utilisés et rendront plus grandes les chances de fécondation.

### Insémination artificielle homologue

Méthode la plus ancienne et la plus « simple », elle consiste à déposer du sperme du conjoint dans la cavité utérine au moment de l'ovulation. C'est la seule méthode de fécondation « in vivo ».

Elle nécessite une stimulation ovarienne pour la femme, et le prélèvement de sperme pour l'homme, ou le cas échéant l'utilisation du sperme d'un donneur.

Indolore, elle est indiquée dans l'infertilité due aux pathologies du col utérin, à une glaire de mauvaise qualité, à une dysfonction sexuelle masculine ou à une médiocre qualité du sperme.

Le taux de réussite est de l'ordre de 12 % par essai, en moyenne.

### Fécondation in vitro

Elle permet de reproduire tous les stades de fécondation, à l'extérieur de l'appareil reproducteur féminin, en laboratoire, et de déposer l'œuf obtenu directement dans la cavité utérine.

Elle est indiquée en cas d'obstacle tubaire (trompes bouchées), d'endométriose, si la chirurgie a été un échec ou n'a pu être proposée.

Elle est également proposée en cas d'échec du traitement inducteur de l'ovulation, ou de stérilité « idiopathique ».

Dans les meilleurs cas, la chance de fécondation est de l'ordre de 22 % par cycle de traitement, ce qui est proche du taux de fécondation d'un couple normalement fertile.

Compte tenu de ses particularités éthiques (création de la vie, gestion d'embryons humains), la fécondation in vitro doit répondre à un certain nombre de règles, notamment bioéthiques.

### L'ICSI (injection de spermatozoïde intracytoplasmique)

En cas d'échec des FIV classiques dû à un échec de la fécondation proprement dite (passage du spermatozoïde dans l'ovocyte), a été mise au point une technique de micro-injection d'un spermatozoïde dans chacun des ovocytes recueillis.

La chance de fécondation est alors de l'ordre de 25 % par cycle de traitement.

### Principes de réalisation de la fécondation in vitro

La fécondation in vitro et l'ICSI sont réalisées au cours de quatre phases : la préparation du recueil des ovocytes et des spermatozoïdes, la ponction folliculaire, la fécondation, puis l'implantation de l'œuf au sein de la cavité utérine.

### *Préparation du recueil des ovocytes*

La fécondation « artificielle » s'effectue parfois en suivant un cycle naturel mais, principalement pour des raisons d'efficacité, dans le cadre d'une induction de l'ovulation. Elle permet la multiplication des ovocytes, et donc des chances de procréation, et offre la possibilité de programmer la fécondation à une date prédéterminée par la stimulation.

Actuellement, le débat est de savoir s'il faut réimplanter un seul ou deux embryons. Beaucoup sont partisans de l'embryon unique, en raison de la morbidité liée aux grossesses multiples.

La multiplication des ovocytes susceptibles d'être féconds permet le transfert de plusieurs embryons dans l'utérus maternel et augmente ainsi les chances d'obtenir une grossesse.

Si le cycle naturel offre un taux de grossesse de l'ordre de 3 % par cycle, il est de plus de 10 % avec l'induction de l'ovulation.

La difficulté du prélèvement d'ovocytes matures tient principalement à la définition du moment idéal pour ce prélèvement. Cette programmation est établie par un monitorage, utilisant les dosages plasmatiques du taux d'œstrogènes, et illustre la réponse ovarienne. Le dosage de la LH est également indispensable à ce monitorage. L'échographie pelvienne permet également d'apprécier le développement du follicule au niveau ovarien, ainsi que le nombre de follicules qui vont être stimulés.

### *Ponction folliculaire*

Initialement réalisés par cœlioscopie, ces prélèvements ont été supplantés par la ponction sous contrôle échographique à l'aide d'une sonde vaginale d'échographie munie d'un guide permettant le passage de l'aiguille de prélèvement.

Le liquide folliculaire prélevé est ensuite transmis aux biologistes.

### *Fécondation*

Le prélèvement de sperme du conjoint est également réalisé le jour de la ponction folliculaire. Le cas échéant, on peut utiliser du sperme congelé.

*FIV classique*

Les spermatozoïdes sont séparés du liquide spermatique puis suspendus dans un milieu de culture et mis en contact avec un ovocyte.

*ICSI*

Après séparation puis suspension, un seul spermatozoïde est prélevé et introduit dans le cytoplasme de l'ovocyte à l'aide d'une micro-aiguille.

L'examen des œufs a lieu vingt-quatre heures après la fécondation. L'examen des embryons se fait quarante-huit heures après l'insémination. Il permet de choisir les embryons à transférer.

### *Transfert embryonnaire*

Il a lieu classiquement quarante-huit heures après la ponction ovarienne. Il est effectué par voie vaginale, un cathéter passant le col de l'utérus pour déposer les embryons dans la cavité utérine. Ce geste est réalisé en pratique ambulatoire.

Quelle que soit la méthode utilisée, certaines démarches sont avant tout indispensables, sinon obligatoires avant la réalisation de tout geste de fécondation.

Nous avons vu la nécessité de l'encadrement de ces gestes dans le cadre de la loi bioéthique.

Il faut également pour le couple consulter et signer des documents dits « de consentement éclairé », comme il est demandé aujourd'hui pour tout geste diagnostique ou thérapeutique.

Dans le cas des PMA, ces documents autorisent les praticiens à utiliser les gamètes du couple à des fins de procréation, et à congeler d'éventuels embryons surnuméraires.

Il faut également produire un document attestant une vie commune d'au moins deux ans pour les couples non mariés.

Enfin des sérologies virales, HIV, HBs et HBc sont demandées, ainsi que la recherche d'éventuelles infections génitales, tant chez la femme que chez l'homme.

Quelles que soient les méthodes utilisées aux fins de permettre la procréation, il ne faut jamais oublier que la nature est pleine de ressources et qu'il n'est pas rare de voir une femme qui, après être passée sans succès par ces différentes méthodes de fertilisation, s'est finalement retrouvée enceinte, hors de toute thérapeutique.

## Inconvénient de ces traitements

Aucun traitement médical ou chirurgical n'est dénué de risque de complications ou d'événements indésirables.

Outre les inconvénients spécifiques des différentes techniques proposées, il est important de ne pas sous-estimer les répercussions de ces traitements difficiles dans la vie quotidienne du couple concerné.

Ces répercussions sont d'abord d'ordre psychique et professionnel. Un traitement aussi lourd nécessite une grande souplesse qui oblige souvent la future maman à se rendre totalement disponible pour le traitement et donc à s'absenter de son travail (prise de congés, arrêt maladie). Cette course à la maternité peut également mettre la patiente en un état obsessionnel quant à sa grossesse, la conduire à s'isoler, dans son travail et dans son couple.

Une baisse de la libido n'est pas rare chez les deux conjoints, aggravant une situation déjà difficile.

De nombreux effets secondaires ont également été observés au cours des différents traitements. Même si ces effets secondaires sont rares, les deux conjoints doivent y être préparés.

## Stimulation hormonale

Cette stimulation hormonale peut engendrer une prise de poids chez la femme. Elle est habituellement peu importante, de l'ordre de 500 g, parfois de quelques kilos. Il y a aussi souvent des problèmes de dos importants, peut-être en rapport avec les tensions psychologiques, mais peut-être aussi à cause d'un fort degré de congestion pelvienne en rapport avec les hormones.

Les réactions allergiques sont rares.

L'augmentation du taux d'œstrogènes due à la stimulation ovarienne peut également être source de modifications de la coagulation générant des thromboses veineuses, souvent profondes.

Le syndrome d'hyperstimulation est le risque le plus important de ces traitements. Il est responsable de douleurs abdominales importantes, d'ascite ou d'œdème généralisé. L'augmentation du volume ovarien peut générer des torsions des annexes ovariennes justifiant un geste chirurgical.

Le risque oncogène est mal défini et semble peu important.

## FIV

### *Complications liées au prélèvement de l'ovocyte*

Il peut s'agir d'hématomes ou d'infections liés à la ponction, justifiant un traitement médical, rarement chirurgical.

Ces complications rares justifient néanmoins une surveillance de la patiente après le prélèvement, même lorsqu'il est réalisé en chirurgie ambulatoire.

### *Complications liées au transfert embryonnaire*

Il s'agit le plus souvent de malaises vagaux bénins ; rarement, une infection justifiant une antibiothérapie.

# 2
# La stérilité en médecine traditionnelle chinoise

La médecine traditionnelle chinoise a traversé durant des siècles de nombreux courants philosophiques et religieux dont elle s'est inspirée. Elle se réfère au taoïsme, « voie », chemin de vie, illustré par son sigle « yin yang », qui symbolise l'homme debout en équilibre entre l'énergie yang du ciel et l'énergie yin de la terre.

Cette médecine se réfère également au confucianisme, philosophie élaborée par Confucius, contemporain de Lao Tseu. Le confucianisme constitue avec le taoïsme et le bouddhisme l'un des piliers de la pensée chinoise. Cette philosophie prône le respect et l'ordre au sein de la société, mais également à l'intérieur du corps de chacun, elle établit une relation entre le comportement de l'être humain et son bien-être.

Les traitements en médecine traditionnelle chinoise sont souvent très éloignés de notre médecine cartésienne occidentale, loin de toute connaissance physiologique et physiopathologique.

La médecine traditionnelle chinoise prend en charge l'individu dans sa globalité tant sur le plan physique que sur les plans psychique et émotionnel ; elle appréhende et traite donc la pathologie avec un point de vue totalement différent.

Dans cette conception, l'homme ne se limite pas à un corps avec toute sa physiologie, car cette médecine comprend également une composante énergétique.

Elle comporte trois champs d'application principaux : l'acupuncture, le Qi Gong et la diététique chinoise.

A

# L'acupuncture

Dans la médecine traditionnelle chinoise, l'acupuncture constitue une aide puissante et précieuse.

Très ancienne, elle a été élaborée en Chine au second siècle avant notre ère. Elle a été introduite en Europe au XVIIe siècle, en France au milieu du XIXe siècle, pour y être popularisée par Georges Soulié de Morant, consul de France en Chine, vers 1930.

Parmi les courants philosophiques qu'elle a traversés (taoïsme, bouddhisme, confucianisme), on retiendra plusieurs principes :

## La théorie Yin Yang

Initiée par Lao Tseu 500 ans avant J.-C., cette théorie est basée sur la complémentarité du visible et de l'invisible, du matériel et de l'immatériel, du jour et de la nuit, de l'homme et de la femme, de l'énergie et du sang. C'est une importante référence pour la notion de l'homme en équilibre dans l'univers entre le ciel et la terre.

Yin et yang doivent s'équilibrer et se compléter, il y a toujours un peu de yin dans le yang et réciproquement, pour donner le mouvement de vie.

Dans le corps humain, un excès de yin ou de yang se traduira par une situation pathologique.

## La théorie des cinq éléments

Cette théorie concrétise l'équilibre de l'homme dans l'univers ; elle s'appuie sur le passage du soleil d'est en ouest au cours d'une journée, et sur le passage des saisons qui se succèdent dans une année.

À l'intérieur de notre corps, la circulation des énergies s'effectue en fonction des saisons.

Elle se fait au printemps dans notre organe foie, en été, dans l'organe cœur, à la fin de l'été, au moment des grandes marées, dans la rate, en automne dans l'organe poumon pour terminer en hiver dans l'organe rein.

Ces cinq organes, le foie, le cœur, la rate, le poumon, le rein sont non seulement en coordination avec les saisons, mais également avec les cinq éléments, le bois, la terre, l'eau, le feu, le métal.

Enfin, ces organes sont respectivement les réceptacles émotionnels de la colère, de la joie, de la rumination, de la tristesse et de la peur.

Le médecin acupuncteur a toujours à cœur d'harmoniser les énergies du corps du patient avec la saison.

| **Éléments** | **Saisons** | **Orientation** | **Couleurs** |
|---|---|---|---|
| Bois | Printemps | Est | Vert |
| Feu | Été | Sud | Rouge |
| Terre | Fin d'été | Centre | Jaune |
| Métal | Automne | Ouest | Blanc |
| Eau | Hiver | Nord | Bleu |

En Chine ancienne, selon la philosophie confucéenne, l'empereur était considéré comme le fils du ciel. Il était le représentant de l'ordre cosmique sur la terre, il servait de modèle à son peuple. Il gouvernait le peuple dans la sagesse et l'harmonie, il en était le pilier, le centre, et il était identifié par la couleur jaune.

Au sein de notre corps, l'harmonie et l'équilibre doivent également régner entre les cinq organes. Chaque saison voit un organe prendre une fonction prépondérante, fonction d'empereur.

Dans le *Su Wenn*, la bible des acupuncteurs (première partie du *Huangdi Nei Jing*, le plus ancien ouvrage de médecine chinoise traditionnelle, écrit 450 ans avant J.-C.), on peut lire, par exemple, que l'organe foie, *Gan Shu*, est considéré comme un bouclier ; il est dit : « Le foie est le général qui élabore les plans, il est chargé de la défense de l'organisme. Il en est le bouclier. »

L'organe rein, *Shen Shu*, est l'officier, son énergie donne la puissance dans un corps en bonne santé.

## Principes de l'acupuncture

L'acupuncture se réfère à des lignes énergétiques : les *méridiens*, sièges de multiples points, qui peuvent être stimulés grâce à nos aiguilles.

Les Chinois attribuent à ces méridiens la notion de fluide, d'eau en circulation, et leur donnent, dans leur langage fleuri, des noms de rivière, de puits, de lac.

Il existe de nombreuses lignes énergétiques (*Jin Qi*), qui relient les différentes parties du corps à nos organes et nos viscères, mais n'ont pas de substrat anatomique particulier. Elles les parcourent sur des territoires proches de nos veines et vaisseaux lymphatiques.

Tous ces méridiens ont pu être matérialisés en 2005 par trois chercheurs allemands de l'Institut international de biophysique, grâce à des sondes infrarouges[1].

Dans la médecine traditionnelle chinoise, ces lignes virtuelles nous mettent en équilibre permanent entre le ciel et la terre. Microcosme dans le macrocosme, nous sommes une représentation de l'univers en miniature. Elles forment, en quelque sorte, une interphase entre la matière visible de notre corps et l'invisible : nos émotions, nos pensées, le passage du temps (*Tian Qi*, l'énergie du ciel).

Les énergies doivent circuler librement dans notre corps si nous voulons rester en bonne santé. Le blocage d'une énergie dans une

1. Narongpunt, V., Cornillot, P., Attali Jr., Molinier, F., Alimi, D., Datcu, S., (2005, Janv.), « Infrared Thermographic Vizualisation of the Traditional Acupuncture Meridian Points », *Med. Acup.* 23(2): 32-37.

partie du corps se traduit par une stase en amont, et un défaut d'énergie en aval.

Le rôle du médecin acupuncteur est de déceler ces blocages par la palpation des pouls et de les traiter. Les Chinois disent, à propos de la libération de ces blocages : « L'eau qui coule ne pourrit pas. »

Il existe douze méridiens principaux : les méridiens réguliers, et huit méridiens dits « curieux », ou méridiens *extraordinaires*.

## Les douze méridiens principaux

Ces grands méridiens maintiennent l'équilibre et l'harmonie de l'homme entre le ciel et la terre, en échange permanent avec le cosmos.

Ils parcourent le corps humain de haut en bas, de bas en haut, de l'extérieur à l'intérieur, de l'intérieur à l'extérieur.

Ils alimentent, équilibrent en énergie les organes internes : cœur, rate, foie, rein, et les organes creux ou entrailles : vessie, intestins, vésicule biliaire.

Grâce à la fluidité de ces grands méridiens qui parcourent notre corps, nous sommes en bonne santé.

Ces douze méridiens sont divisés en six méridiens yin et six méridiens yang.

### *Les méridiens yin*

Ils sont en relation avec la terre, ils prennent l'énergie yin pour parcourir le corps de bas en haut, des pieds à la tête, et aux extrémités des mains. Ce que l'on illustre souvent par le schéma, bien connu, de l'homme enraciné à la terre, les mains tendues au-dessus de la tête, recueillant le ciel.

Ce sont :

*Tai yin*

Grand méridien poumon/rate ;

- *Shou Tai Yin*, le méridien main du *Shou Tai Yin* (poumons) ;

- *Zu Shou Tai Yin*, le méridien pied du *Shou Tai Yin* (rate).

*Jue yin*

Grand méridien foie/maître du cœur ;

- *Shou Jue Yin*, le méridien main du *Jue Yin* (maître cœur) ;
- Zu Jue Yin, le méridien pied du Jue Yin (foie).

*Chao yin*

Grand méridien cœur/rein ;

- *Shou Chao Yin*, le méridien main du *Chao Yin* (cœur) ;
- *Zu Chao Yin*, le méridien pied du *Chao Yin* (rein).

### *Les méridiens yang*

En relation avec l'énergie yang du ciel, ils parcourent le corps de haut en bas, des extrémités des doigts pour se terminer aux pieds.

Ce sont :

*Tai Yang*

Grand méridien intestin grêle/vessie, subdivisé en :

- *Shou Tai Yang*, le méridien main du *Tai Yang* (intestin grêle),
- *Zu Tai Yang*, le méridien pied du *Tai Yang* (vessie).

*Chao Yang*

Grand méridien vésicule biliaire/triple réchauffeur ;

- *Shou Chao Yang*, le méridien main du *Chao Yang* (triple réchauffeur) ;
- *Zu Chao Yang*, le méridien pied du *Chao Yang* (vésicule biliaire).

*Yang Ming*

Grand méridien estomac/gros intestin ;

- *Shou Yang Ming*, le méridien main du *Yang Ming*(gros intestin) ;
- *Zu Yang Ming*, le méridien pied du *Yang Ming*(estomac).

## Les huit méridiens extraordinaires

Dénommés aussi « curieux », ils prennent naissance au rein, autour duquel, selon le concept chinois, se développe l'embryon. Ils régressent ensuite à la naissance pour laisser la prépondérance aux méridiens principaux. Ils ont une fonction d'équilibration des grands méridiens.

Ils ne sont reliés à aucun organe particulier. Ils n'ont pas de communication avec les organes et viscères. Ils sont gouvernés à distance par des points de commande appelés « points clés », qui appartiennent aux méridiens principaux qu'ils croisent.

Ils comportent :

### *Deux méridiens prépondérants*

Ce sont les seuls à posséder leurs propres points.

Ils partent tous deux du périnée, du point *Hue Yin*, et se terminent tous les deux de part et d'autre de la bouche. Leurs trajets diffèrent :

*Le Vaisseau gouverneur (Du Mai), yang*

Monte le long de la colonne vertébrale.

*Le Vaisseau conception (Ren Mai), yin*

Monte sur la ligne médiane de l'abdomen et du thorax.

Ces deux méridiens ont une importance capitale dans le traitement de la fertilité chez l'homme comme chez la femme.

### *Six autres méridiens curieux*

Ce sont :

*Le vaisseau ceinture (Dai Mai)*

*Le vaisseau pénétrant (Chong Mai)*

*Le vaisseau yin du talon (Yin Qiao Mai)*

*Le vaisseau yang du talon (Yang Qiao Mai)*

*Le vaisseau carrefour du yin (Yin Wei Mai)*

*Le vaisseau carrefour du yang (Yang Wei Mai)*

Ils ne possèdent pas de points propres, ils les empruntent aux grands méridiens.

Ces méridiens sont pour la plupart ascendants, comme du lierre sur les arbres, à l'exception du méridien ceinture qui comme son nom l'indique entoure la taille. Ils cheminent du bas vers le haut du corps en se branchant de temps en temps sur un autre méridien. Ils n'ont pas de rôle propre et sont là uniquement pour équilibrer et absorber les excès de yin ou de yang des régions qu'ils traversent. Ils sont symétriques et situés de chaque côté du corps.

## Les points d'acupuncture

Ils sont nombreux : classiquement de l'ordre de 350, ils pourraient culminer jusqu'à 2000, selon les écoles.

Des recherches scientifiques récentes[1] tendent à matérialiser ces points sans substrat anatomique, notamment par la mise en évidence de modifications électriques, physiologiques, histologiques au sein des points d'acupuncture stimulés.

Chaque point d'acupuncture est défini par un nom propre que les Occidentaux ont numéroté dans un esprit pratique, chaque numéro étant associé à une lettre. Je garderai ce nom pour chaque point exposé, car il est très imagé. L'analyse sémantique de ces points est toujours très intéressante. Dans notre sujet sur la stérilité par exemple, on retrouve ainsi les noms « palais de l'enfant, demeure de l'enfant,

1. Ionescu-Tirgoviste, C, Pruna, S., « The acu-point potential, electroreception and bio-electrical homeostasis of the human body », J. Acupuncture. 1990 ; 18(10), #29

Marchand, Serge, *Le phénomène de la douleur*, Chenelière/Mac Draw-Hill, Canada, 1998, #30

Langevin, H. M., Yandow, J.A., « Relationship of acupuncture points and meridians to connective tissue planes », *Anat. Rec.*, 2002, Dec. 15;269(6):257-65, #31.

porte de l'enfant, bébé azur, poudre d'étoiles », qui illustrent bien leur rôle dans la maternité.

Situés sur les méridiens précédemment cités, à la surface du corps, ils ont une topographie très précise. Leur piqûre par une aiguille fine suscite une impression subjective que les Chinois appellent : « *Ma, Xuan, Zhong* », ce qui veut dire respectivement : « une impression piquante, un ressenti d'engourdissements, une impression de gonflement ». Le patient ressent tout d'abord cette réaction à la poncture, il ressent sa peau qui peut accrocher l'aiguille, puis il peut présenter des réactions à distance, comme une rougeur du visage, des engourdissements, signes propres à chacun.

La technique de pose des aiguilles est très importante : on parle de stimulation, de tonification, de dispersion, de moucheture de panthère, et même d'une manipulation de l'aiguille intitulée « aiguille en poils ».

L'utilisation d'un point n'est pas spécifique d'une maladie à traiter, ce serait trop simple !

La décision quant aux points à utiliser n'est prise qu'après un examen clinique, « à la chinoise », qui consiste en :

- la palpation des pouls chinois par la pose délicate des doigts sur l'artère radiale, sur le cou au niveau de la carotide, au pied au niveau des artères tibiales postérieures ;
- l'étude de la langue (consiste à observer la couleur de la langue, sa forme, l'enduit qui repose sur celle-ci, l'empreinte laissée par les dents sur le côté de la langue), qui est un bon reflet de l'équilibre énergétique du patient.

Ces examens vont servir de repère à l'acupuncteur pour établir son diagnostic et son traitement.

Celui-ci dépend du type de maladie à traiter certes, mais doit aussi toujours être établi en fonction de l'état énergétique du patient, de l'environnement, et de la saison appropriée (en été par exemple, la poncture est plus superficielle qu'en hiver).

Une fois le diagnostic chinois établi, l'acupuncteur va poser ses aiguilles dans une atmosphère de quiétude.

## Concepts de la stérilité féminine dans la Chine ancienne

La stérilité féminine était déjà appréhendée dans la Chine ancienne.

Elle était exprimée différemment de notre point de vue occidental. La physiologie et la physiopathologie étaient inconnues alors, et les diagnostics étaient plutôt simplistes.

En acupuncture, le problème de la stérilité a été évoqué dès le IIIe siècle de notre ère, principalement dans le *Mo Jing* (*Traité des pouls*) de Wang Shu He.

Dans ce traité, on différenciait les stérilités primaires et secondaires.

### Stérilité primaire : Wu Zi

*Wu Zi*, qui signifie « pas d'enfant », concerne une femme qui n'en a jamais eu.

Les causes de ces stérilités primaires étaient :

#### *Les infections génitales*

Les anciens ouvrages médicaux chinois insistaient sur les suites d'infections génitales qui représentaient à l'époque la cause principale des stérilités, ces infections sexuellement transmissibles étaient extrêmement fréquentes car les antibiotiques n'existaient pas.

#### *Les anomalies anatomiques des organes génitaux*

Les femmes qui présentaient des anomalies anatomiques génitales étaient définies pour les Chinois comme des non-femmes, « *wu bu nu* », femmes dans l'incapacité d'enfanter.

Ces anomalies anatomiques entraient dans le cadre de quatre anomalies, en des termes éloignés de nos descriptions actuelles (plis en spirale dans l'orifice vaginal, constriction du vagin, étroitesse du vagin, hypertrophie clitoridienne expliquée maintenant par l'hyperandrogénie).

### *L'aménorrhée*

Outre les quatre anomalies anatomiques, la cinquième cause d'infertilité qui concernait les « *wu bu nu* » était simplement l'absence de règles, qui seule pouvait être traitée par acupuncture.

Ce diagnostic ancien était plutôt réducteur, on sait maintenant qu'il existe de multiples causes à l'infertilité.

## Stérilité secondaire : Duan Xi

*Duan xi* signifie « interruption de descendance ».

Il s'agit, dans l'esprit chinois, d'une stérilité après la naissance d'un premier enfant fille, et non garçon, qui n'assurera donc pas la descendance masculine.

Ce problème d'absence de descendance masculine n'est pas propre à la Chine, on l'a retrouvé dans le passé de toutes les civilisations (en Europe, les rois avaient l'impérieuse nécessité de transmettre leur pouvoir à leur fils mâle), on le retrouve encore actuellement (en Inde par exemple).

En médecine occidentale, la stérilité secondaire correspond bien entendu à une stérilité après la naissance d'un ou plusieurs enfants, quel que soit leur sexe !

Plus tard, dans un livre datant du XII$^{e}$ siècle (*Shen Li Zhong Lu)*, fut développée la thérapeutique énergétique ; nous pouvons y lire que la stérilité des femmes est due à la déficience des deux méridiens *Ren Mai*, *Chong Mai* (méridiens Conception et Mer du Sang).

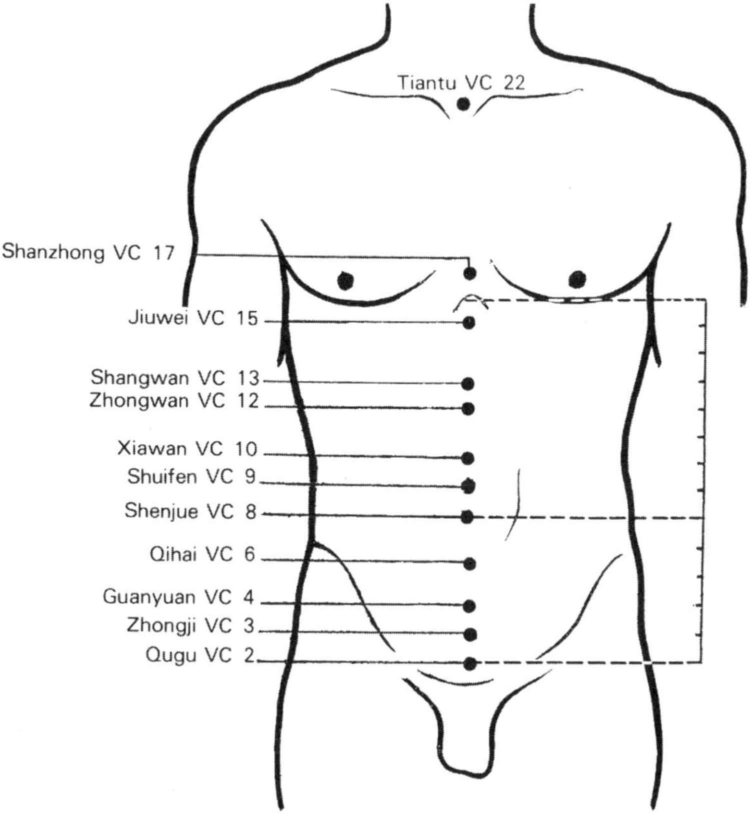


Le vaisseau Conception Ren Mai

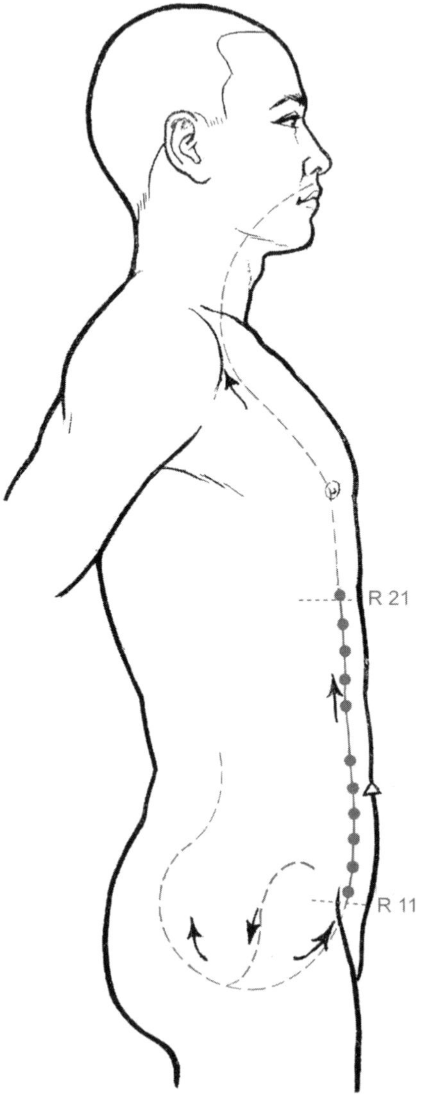


Le vaisseau Chong Mai

C'est de ce livre que s'inspire le protocole de la fertilité encore pratiqué de nos jours.

## Principe énergétique de la stérilité féminine

*Si l'acupuncture peut passer aux yeux de certains pour une pratique ésotérique, compte tenu des concepts dont elle s'inspire, il faut savoir que les publications attestant l'efficacité des points d'acupuncture sont de plus en plus nombreuses, notamment dans l'accompagnement de la stérilité.*

En France, dans certains services d'endocrinologie, l'efficacité de l'acupuncture sur la diminution de la sécrétion des hormones de stress, en particulier du cortisol plasmatique, a été démontrée.

De nombreuses études randomisées, effectuées à Pékin et au Japon, montrent l'efficacité de l'acupuncture sur la stimulation de l'axe hypothalamo-hypophysaire, en particulier sur la production de l'hormone HCG (hormones gonadotrophine chorionique), hormone de l'ovulation[1].

On comprend ainsi que l'acupuncture puisse à elle seule être efficace dans le traitement des stérilités dites « psychogènes », amenant à un petit déséquilibre hormonal.

Un certain nombre d'études ont été également récemment publiées dans le domaine de la prise en charge de l'infertilité, ou de la procréation médicalement assistée, montrant des résultats

---

1. Chen By (1997), « Acupuncture Normalizes Dysfunction of Hypothalamic-Pituitary-Ovarian Axis », *Acupunct. Electrother. Res.* 22(2): 97-108
Cai X. ( 1997 Jun.), « Substitution of Acupuncture for Hcg in Ovulation Induction », *J. Tradit. Chin. Med.* 17(2): 119-121
Wang Sj, Z. B. (2007 Apr.), « Regulative Effect of Electroacupuncture on Hypothalamus-Hypophysis-Gonad Axis in Different Stages of Estrous Cycles in Rats », *Zhen Ci Yan Jiu*, 32(2): 119-124
Liu F, X. J., Huang Gy, Wang W., (2009 Feb.), « Study On The Underlying Mechanism Of Acupuncture In Regulating Neuroendocrine Activity In Dysmenorrhea Rat », *Zhen Ci Yan Jiu.*, 34(1): 3-8

très encourageants, une de ces études montrant que l'acupuncture augmenterait de 65 % les chances d'être enceinte[1].

On comprendra donc que, si elle ne peut avoir la prétention de régler tous les problèmes de stérilité, l'acupuncture puisse être un outil précieux pour :

### Détendre et donner confiance au couple dans ce parcours difficile

Ces traitements visent à libérer les blocages émotionnels générant des déséquilibres hormonaux, sources d'infertilité.Les Chinois savaient bien travailler sur le *Shen*, c'est-à-dire l'équilibre psychique, émotionnel, spirituel.Le traitement consiste en un équilibrage de la loge énergétique des organes (foie, cœur, poumon, rate, rein) en correspondance avec l'émotion dont ils sont le réceptacle (colère, excitation, tristesse, rumination, peur).Il s'appuie également sur un équilibrage neurovégétatif du plexus solaire, par des points sur le méridien *Ren Mai*.

### Faciliter la mise en route d'une procréation médicale assistée

Le traitement traditionnel chinois utilise des points d'acupuncture qui agissent sur la vivification du sang, selon la sémantique chinoise (qualité de la coagulation).D'autres points agissent sur l'épaisseur et

1. Alice, D. (May 2006), « Acupuncture and Infertility: We Need to Stick To Good Science », *Fertility and Sterility*, 85(5): 1359-1361
Evan, R. (May 2006), « Acupuncture as Adjunctive Therapy in Assisted Reproduction: Remaining Uncertainties », *Fertility and Sterility*, 85(5): 1362-1363
Smith, C. (May 2006), « Influence of Acupuncture Stimulation on Pregnancy Rates for Women Undergoing Embryo Transfert », *Fertility and Sterility* 85(5): 1352-1358
Magarelli, Pc, C. D., Cohen, M. (2009 Dec.), « Changes in Serum Cortisol and Prolactin Associated with Acupuncture During Controlled Ovarian Hyperstimulation in Women Undergoing in Vitro Fertilization-Embryo Transfer Treatment », *Fertil. Steril.* 92(6): 1870-1879.

la qualité de la muqueuse de l'endomètre.D'autres points enfin ont une efficacité sur la nidation.

## Stimuler la fertilité

Certains points aident à obtenir un ovocyte de bonne qualité.En médecine traditionnelle chinoise, un problème d'ovulation correspond à une obstruction de la circulation des énergies dans les méridiens *Ren Mai* et *Chong Mai*.

### *Sur le méridien Ren Mai, vaisseau conception*

Il porte bien son nom ; deux points sous l'ombilic ont une action prépondérante :

*Guan Yuan, Passage de l'énergie originelle*

Autrefois appelé « porte de l'enfant » (ce point existe chez l'homme, il est appelé« réserve de la liqueur de semence »), sa simulation engendre la vie.

*Qi Hai, Mer de l'énergie*

Appelé dans les temps anciens « champ de cinabre ».Dans mon expérience médicale, ces deux points peuvent rendre féconde en une seule séance.C'est le cas de Mathilde, dont l'histoire est racontée au chapitre suivant.

### *Sur le méridien Chong Mai (transmission de la vie)*

*Qi Chong, Assaut de l'énergie*

Situé de part et d'autre du méridien *Ren Mai*, au-dessus de la symphyse pubienne, ce point est placé en projection anatomique des deux ovaires.Il favorise la fabrication et la bonne qualité de l'ovule, appelé en Chine « fragment d'éternité ». **Pour les professionnels acupuncteurs tout comme pour le lecteur souhaitant approfondir ses connaissances en ce domaine, j'évoquerai les principaux traitements de la fécondité par acupuncture à la fin de cet ouvrage.**

## Acupuncture et stérilité masculine

Tout comme pour l'infertilité féminine, des publications de plus en plus nombreuses viennent étayer l'effet bénéfique de l'acupuncture dans le traitement de l'infertilité chez l'homme.

Certaines études ont montré son rôle dans l'amélioration de la spermatogenèse[1].

D'autres sur la qualité de l'érection[2].

## Concepts de la stérilité masculine dans la Chine ancienne

Les médecins chinois n'ignoraient pas que la stérilité pouvait avoir une origine masculine. Dans un ouvrage écrit au IIIe siècle de notre ère, Xue Li Zai, un médecin à la cour de l'empereur, disait :

« Quand une femme n'a pas d'enfants, il faut aussi examiner la condition physique de l'homme. Si ses reins sont vides et si leur essence est faible, ils ne peuvent provoquer la conception. »

Selon lui, il pouvait exister différentes anomalies :

- Principalement, une insuffisance de l'organe rein ;
- Accessoirement :

---

1. Siterman, S., E. F., Wolfson, V., Lederman, H., Bartoov, B., (2000 Jan.), « Does Acupuncture Treatment Affect Sperm Density in Males with Very Low Sperm Count ? A Pilot Study,.*Andrologia* 32(1): 31-39
Siterman, S., E. F., Schechter, L., Maimon, Y., Lederman, H., Bartoov, B. (2009 Mar.), « Success of Acupuncture Treatmenti Patients with Initially Low Sperm Output Is Associated with a Decrease in Scrotal Skin Temperature », *Asian J. Androl.* 11(2): 200-208.

2. Kho, H.G., Sweep, C.G., Chen, X., Rabsztyn, P.R., Meuleman, E.J., « The use of acupuncture in the treatment of erectile dysfunction », Int. J. Impot. Res. 1999 Feb.; 11(1):41-6
Zhu, Y., N. L. (1997 Sep.), « Treatment of Impotence by Chinese Herbs and Acupuncture », *.J. Tradit. Chin. Med.* 17(3): 226-237
Lee, Ms, S. B., Ernst, E. (2009 Aug.), « Acupuncture for Treating Erectile Dysfunction: A Systematic Review », *.Bju. Int.* 104(3): 366-370.

- Une accumulation d'humidité par perturbations de l'organe rate,
- Une énergie perturbée au foie.

## Principes énergétiques de la stérilité masculine

Dans le cadre de l'infertilité masculine, l'acupuncture va agir sur deux problèmes, celui de la force de l'érection et celui de la qualité du liquide spermatique.

En médecine traditionnelle chinoise, l'homme est par nature de principe yang actif, émetteur de semence, à l'inverse de la femme de principe yin, réceptrice de la semence de l'homme. Le yang, chez l'homme, correspond à sa vitalité, sa puissance d'érection et sa capacité à la reproduction.

Selon les textes anciens, l'augmentation de la force de l'érection est assurée par le point *Ming Men* : porte du destin, placé sur le méridien curieux *Du Mai*. Dans sa symbolique, ce point comporte des vertus régénératrices de la vitalité, de l'énergie primordiale et donc de stimulation de la sexualité.

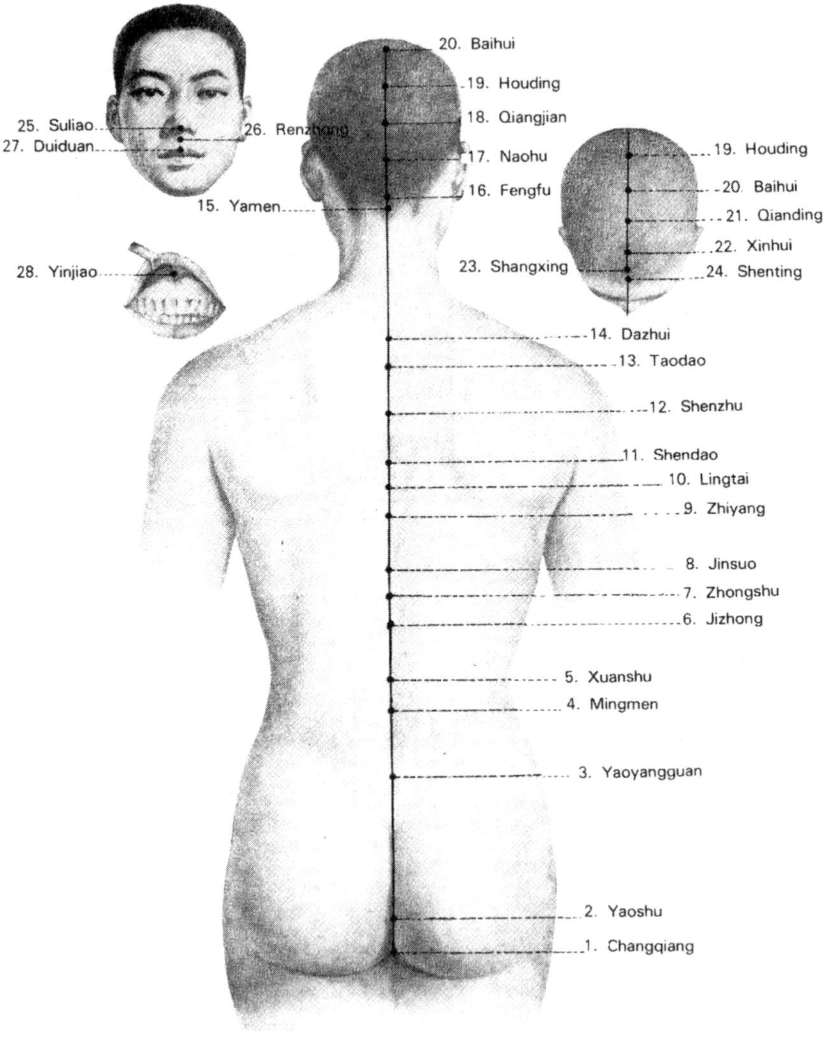


Le méridien Du Mai

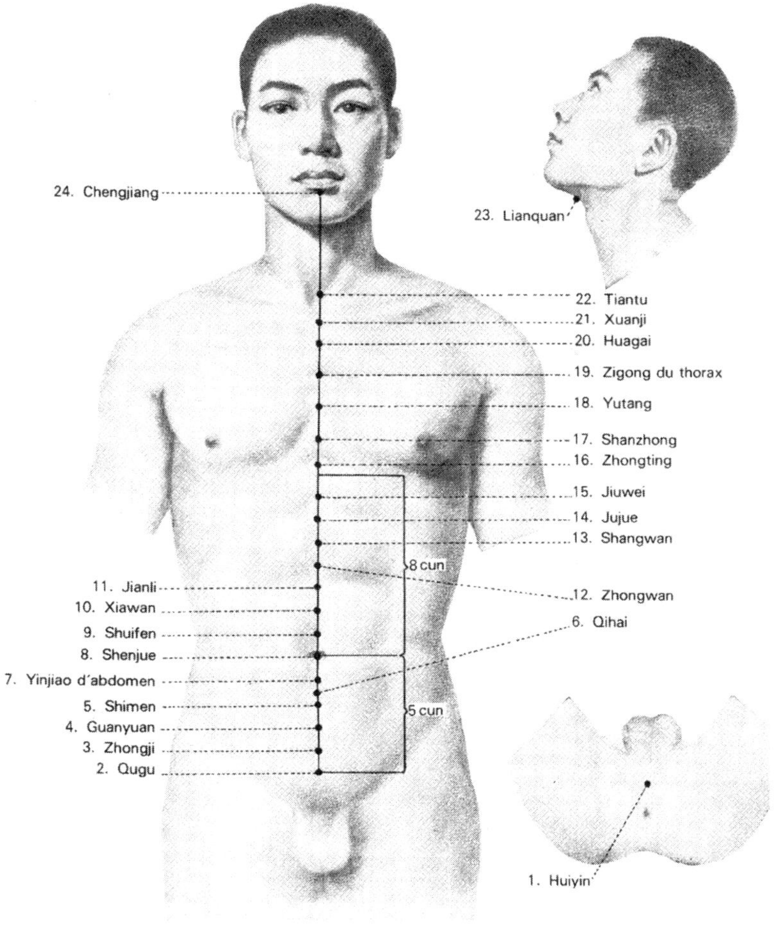


Le méridien Ren Mai

La qualité du sperme passe essentiellement par la stimulation des points appelés en Chine ancienne « champs de cinabre », placés sur le méridien curieux *Ren Mai*.

Le cinabre, mélange de mercure et de soufre, était très utilisé par les Chinois dans les temps anciens, il constituait un symbole de l'immortalité. La transmission héréditaire n'était-elle en un sens notre immortalité ?

Enfin, pour la petite histoire, l'un des points situés sur le *Ren Mai*, appelé *Guan Yuan*, « passe de l'origine », était donné comme l'endroit où l'homme conserve sa liqueur...

Tout comme pour l'infertilité féminine, d'autres points seront développés à la fin de cet ouvrage, pour ceux qui voudraient approfondir leurs connaissances à ce sujet.

## Stérilité du couple

L'acupuncture peut être très bénéfique dans l'accompagnement du couple pour calmer son stress, ses émotions, et prendre confiance en sa fertilité.

# B

# Le Qi Gong

Le Qi Gong est une gymnastique traditionnelle chinoise, vieille de milliers d'années.

*Qi* veut dire « souffle », « énergie », *Gong* signifie « travail ».

Il s'agit donc d'une pratique qui permet le travail de l'énergie, la captation de l'énergie vitale.

Il existait plusieurs écoles de Qi Gong, prospères jusqu'à la révolution culturelle au cours de laquelle cette pratique a été sévèrement réprimée. Après s'être reconstituée progressivement depuis les années 1980, elle a traversé les frontières pour être aujourd'hui très pratiquée en Europe de l'Ouest, notamment en France, et aux États-Unis.

Le Qi Gong, en Chine, fait partie de la vie quotidienne. Il est également pratiqué dans une aide aux patients atteints de cancer dans les hôpitaux que j'ai eu l'occasion de visiter à Shanghai.

En France, le Dr Requena l'a largement fait connaître et l'a beaucoup développé également en Amérique du Sud.

Le Qi Gong s'appuie sur la philosophie chinoise du Tao.

La conception de l'homme dans l'univers structure la pensée chinoise, qui s'inspire de l'astrologie : l'observation des astres, en relation étroite avec la Grande Ourse et l'étoile Polaire (le *Tian Shu*, « Pivot du Ciel »), détermine le temps et le destin.Pour les Chinois, il existe un souffle originel, souffle de vie, qui partirait de l'étoile Polaire et se polariserait en deux énergies, féminine et masculine, le yin et le yang.

*Tao* signifie « chemin ». Cette philosophie amène ses adeptes à conduire leur chemin de vie, en optimisant la fluidité de circulation de leurs énergies dans leur corps. Tout obstacle à cette libre circulation mène à une pathologie, ce qui peut être le cas pour la stérilité.

C'est par la méditation, la concentration, la visualisation réalisées dans la pratique du Qi Gong que l'adepte transforme son corps en une réplique de l'univers, et se met en communication avec le souffle primordial.

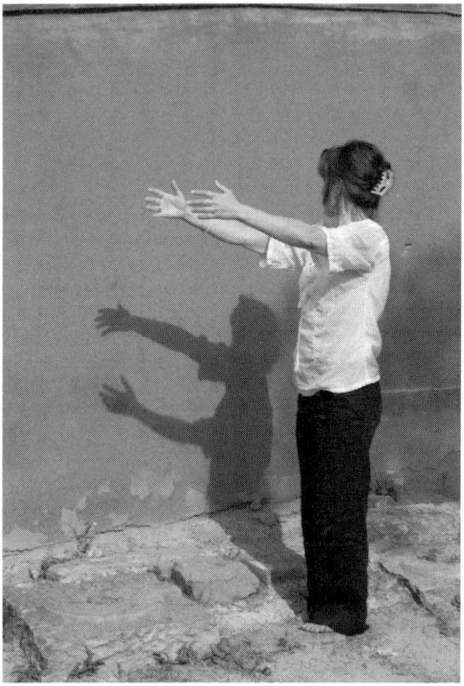

Fondé sur la connaissance et la maîtrise de l'énergie vitale, le Qi Gong vise à capter celle-ci pour la faire circuler dans notre corps le long des méridiens. Il associe des mouvements lents, des exercices respiratoires et des méditations.

Lorsque la circulation du Qi est bonne, la santé l'est également, inversement, lorsque le Qi stagne, les maladies apparaissent. Le Qi Gong va donc s'attacher à une mise en circulation harmonieuse du Qi à travers les différents systèmes du corps.

Les exercices de Qi Gong, tels qu'ils sont conçus et pratiqués en Occident, sont essentiellement préventifs et constituent une pratique de bien-être physique et mental. En Chine, ils sont également pratiqués dans les hôpitaux en tant que branche thérapeutique à part entière de la médecine traditionnelle chinoise (au même titre que la pharmacopée ou l'acupuncture), et vont, dans ce cadre, permettre non seulement une amélioration de la condition physique et physiologique, mais également le traitement des affections chroniques ou aigues.

Le Qi Gong de la femme que nous pratiquons au sein du cabinet ou en stage fait référence aux prêtresses taoïstes, expertes dans l'alchimie des transmutations d'énergie qui devaient leur permettre d'accéder à l'immortalité.

Dans la philosophie taoïste, le Qi Gong des femmes travaille avant tout sur notre féminité pour nous permettre d'accéder à la déesse qui sommeille en nous. Ce qu'illustre un joli poème chinois, retrouvé dans le Qi Gong de la sagesse, qui nous dit : « La déesse en nous a de la chance. »

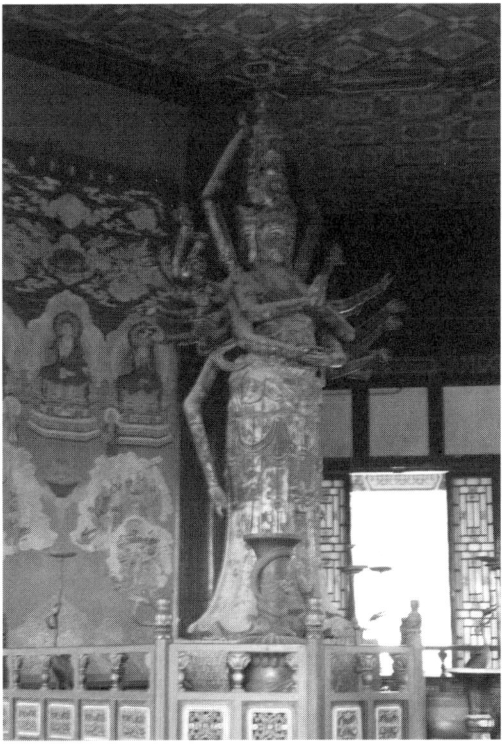

*Déesse de la fertilité, Palais d'été, Pékin*

Le Qi Gong nous permet de retrouver ou de découvrir nos talents : notre réceptivité, notre douceur, notre grâce, notre force intuitive. Avec l'expérience, la connexion avec cet état de grâce s'établit de plus en plus rapidement : nous avons accès à cet état merveilleux où nous nous sentons déesses.

Cette sensation s'opère en état de pause, de calme intérieur. Nous nous sentons bienveillantes pour nous et pour les autres. Nous y mettons beaucoup de joie et de rire. En Chine, les prêtresses taoïstes ont beaucoup d'humour et de joie infantile. Quand elles entrent en méditation, un doux sourire illumine leur visage (sourire intérieur) ; il m'a toujours semblé qu'elles avaient dans leur bouche comme une pâtisserie de douceur parfumée.

Le Qi Gong peut être une aide précieuse dans le traitement de la stérilité, car il permet à la jeune femme de retrouver sa féminité.

Il élimine les émotions négatives et augmente la confiance de la future maman dans son projet d'enfant.

C'est ainsi qu'il la prépare à accueillir son bourgeon de vie.

Il lui permet de travailler sur sa féminité, le « yin » (lune en symbolique chinoise), et sur sa réceptivité, améliorant ainsi sa fertilité par des exercices respiratoires.

La pratique de la méditation lui donne la possibilité de développer un calme intérieur propice à la nidation de l'embryon dans l'utérus. Cette méditation lui apprend à prendre confiance en elle et en son avenir de future maman.

Elle lui permet également d'opérer un travail profond sur la perception de son corps, lui apprenant à lâcher son hyperactivité, à se poser, à se fixer sur le temps présent et non sur l'avenir, source d'incertitudes, ou sur le passé avec son cortège de fractures émotionnelles.

Elle lui apprend aussi à se percevoir dans l'instant présent, à être « *shi* », ce qui signifie « mettre son soleil, son destin en mouvement ».

Parmi les nombreux exercices de Qi Gong, voici les exercices pratiqués dans le cadre de l'infertilité :

*Le ciel féconde la terre*, qui prépare la femme à la fécondation ;

*La méditation du bourgeon de Lotus en enracinement*, qui permet d'aider l'enracinement du fœtus dans l'utérus ;

*Le Qi Gong de la femme enceinte*, qui aide la future maman pendant le parcours de sa grossesse ;

*Le massage du Hue Yin*, qui permet d'intégrer et d'harmoniser la féminité.

Ces différents exercices seront développés à la fin de cet ouvrage, afin que celles qui le désirent puissent en prendre connaissance et l'utiliser dans leur vie quotidienne.

Il existe aussi un Qi Gong pour les hommes.

Celui-ci, basé sur les arts martiaux, cherche à aider à renforcer la force musculaire. Les moines bouddhistes s'en étaient inspirés comme arme défensive pour lutter contre les voleurs.

En Chine, le Wai Qi Gong est un art martial qui travaille sur les forces énergétiques que l'on a en soi pour les projeter vers l'extérieur. J'ai eu l'occasion d'observer des adeptes de cet art, cassant des briques dans un contexte très impressionnant.

Agissant sur l'homme dans sa vitalité, ce Qi Gong peut l'aider dans sa force sexuelle, la qualité de son érection.

L'efficacité du Qi Gong peut être telle, s'il est pratiqué avec excès, qu'il peut conduire à des désordres énergétiques induisant, par exemple, des hypertensions artérielles.

C'est ainsi que j'ai dû pratiquer l'acupuncture chez un patient hypertendu, suite à la pratique excessive d'un Qi Gong visant à augmenter sa force sexuelle !

# C

# La diététique chinoise

Autrefois, la diététique chinoise occupait, dans la médecine traditionnelle, une part aussi importante que l'acupuncture. Les cuisiniers qui nourrissaient l'empereur prenaient soin de sa santé en examinant chaque matin sa langue, ses selles et ses urines.

Le cuisinier, qui adaptait les repas en fonction de cet examen quotidien, avait une notoriété aussi importante que celle du médecin qui suivait l'empereur.

Dans la théorie des cinq éléments, à chaque saison correspondait une saveur, une viande, un poisson, une céréale, un légume, un mode de découpage des aliments et un mode de cuisson.

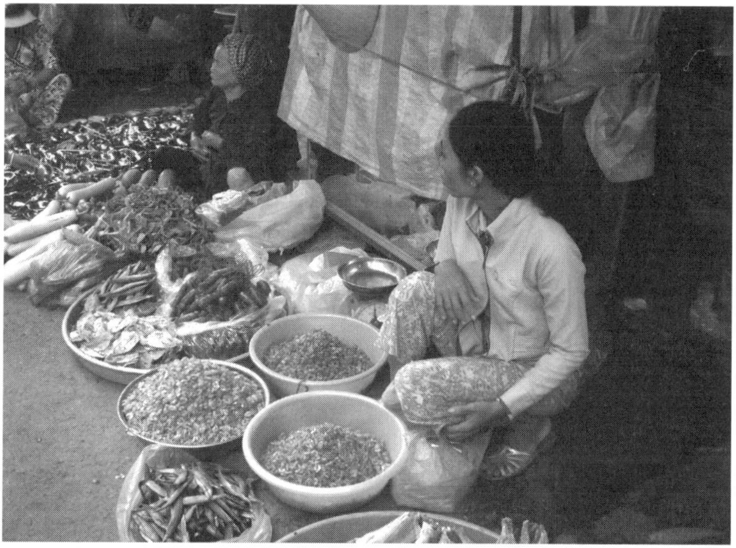

Les aliments étaient également présentés et servis selon ces principes, dans des récipients en métal, en céramique ou en bois : au printemps, par exemple, le repas était servi dans des plats en bois.

Pour aider l'empereur dans sa fertilité, sa puissance sexuelle, la nourriture comportait des céréales : des graines de courge, de sésame noir récoltées au printemps, puis chauffées au soleil de l'été pour être consommées en hiver.

Aujourd'hui, appliquer la diététique chinoise comme dans les temps anciens est devenu difficile. On peut néanmoins respecter le rythme des saisons en mangeant aliments et végétaux qui poussent dans notre jardin pendant la saison appropriée. Nous pouvons également boire régulièrement du thé vert, chaud, c'est un antioxydant qui aide à digérer.

Les conseils diététiques peuvent aller bien au-delà de la simple prise en charge « à la chinoise », compte tenu des multiples carences et intoxications générées par notre vie moderne, où stress et pollution atmosphérique altèrent notre bien-être quotidien. Les pesticides répandus dans notre alimentation font baisser la fécondité des hommes. Fongicides et herbicides répandus dans les cultures agricoles se retrouvent dans les végétaux, les fruits que nous consommons. Nous absorbons quotidiennement des agents conservateurs, phosphates, nitrates utilisés dans les charcuteries, les laitages et les produits lyophilisés, produits qui n'existaient pas dans les temps anciens où seuls le froid et le sel étaient utilisés.

Compte tenu de la vie actuelle stressante et d'une carence en multiples nutriments dans notre alimentation, nous sommes souvent obligés de proposer des compléments alimentaires à nos patients, tels que la vitamine C, D , les oligoéléments (zinc, sélénium) pour compenser ces carences alimentaires et détoxiquer le corps de tous les pesticides et agents conservateurs.

Ce sujet a fait l'objet de publications de plus en plus nombreuses, notamment les livres du docteur Seignalet[1], qui ont permis de définir une liste des compléments nutritionnels importants à consommer pour notre santé. Commercialisés par de nombreux laboratoires, ils comprennent :

- de la vitamine B9, qui contribue à la croissance des tissus fœtaux ;
- du DHA (acide docosahexaénoïque), du magnésium, de la vitamine E, de la vitamine C, des oligoéléments.

Ces conseils diététiques sont une évidence dans la santé et l'équilibre de chacun dans notre époque actuelle.

Ils sont également précieux au sein d'un couple en recherche d'enfant.

Pour les hommes, des études ont montré que l'apport de sélénium, de zinc et d'antioxydant aidait la spermatogenèse, tandis que le DHA permettait une meilleure mobilité des spermatozoïdes en agissant sur les phospholipides des membranes des cellules[2].

Chez l'homme encore, il faut penser à déconseiller le port à la ceinture du téléphone portable, en projection des organes génitaux,

---

1. Seignalet, D., S. A., Joyeux, H., *Guide pour lire, comprendre et pratiquer : L'Alimentation ou La Troisième Médecine de,* éd. François-Xavier de Guibert, déc. 2007.
2. Boitani, C., P. R. (2008), « Selenium, a Key Element in Spermatogenesis and Male Fertility », *Adv. Exp. Med. Biol.* 636: 65-73.
Bertelsmann, H., K. S., Höltershinken, M., Bollwein, H., Behne, D., Alber, D., Bukalis, G., Kyriakopoulos, A., Sieme, H. (2010) « Selenium in Blood, Semen, Seminal Plasma and Spermatozoa of Stallions and its Relationship to Sperm Quality », *Reprod. Fertil. Dev.* 22(5): 886-891.
Roqueta-Rivera, M., S. C., Haschek, Wm, Akare, Sj, Segre, M., Brush, Rs, Agbaga Mp, Anderson Re, Hess Ra, Nakamura Mt. (2010 Feb.) « Docosahexaenoic Acid Supplementation Fully Restores Fertility and Spermatogenesis in Male Delta-6 Desaturase-Null Mice », *J. Lipid. Res.* 51(2): 360-367.

car il a été démontré que les ondes électromagnétiques émises par nos téléphones pouvaient en effet nuire à la spermatogenèse[1].

Pour un couple, l'optimisation de la fertilité passe bien entendu par une vie saine, et avant tout par une nutrition équilibrée[2].

Un poids dans la normalité est également important, il a été montré que l'obésité, mais aussi la maigreur dans le cadre de l'anorexie mentale, pouvaient être des facteurs de risque d'infertilité[3].

L'abus d'alcool et de tabac est également un facteur limitant la fertilité qui doit être maîtrisé.

Un sommeil de bonne qualité favorise l'ovulation, tout comme le stress le détériore. La consommation excessive d'excitants (café, thé, etc.) est à déconseiller.

Le médecin doit donc prodiguer aux couples en quête de fertilité des conseils diététiques de bon sens, éliminant de l'alimentation les polluants, les pesticides.

---

1. McCartney Pr (2010 May-Jun), « Is There a Relationship Between Cell Phone Electromagnetic Waves And Infertility ? », *Mcn Am. J. Matern. Child. Nurs.* 35(3): 173. Li Dk, Y. B., Li Z., Gao E., Miao M., Gong D., Weng X., Ferber Jr, Yuan W. (2010 Jan.), « Exposure to Magnetic Fields and the Risk of Poor Sperm Quality », *Reprod. Toxicol.* 29(1): 86-92.
Shafik A. (2005 Mar.), « Effect of Electromagnetic Field Exposure on Spermatogenesis and Sexual Activity »,.*Asian J. Androl.* 7(1): 106.
2. Comhaire, F. (2010 Oct.),« The Role of Food Supplementation in The Treatment of the Infertile Couple and for Assisted Reproduction », Andrologia 42(5): 331-340.
3. Pesant, Mh, W. D., Pralong, F., Giusti, V. (2010 Mar.), « The Impact of Obesity on Fertility », *Rev. Med. Suisse* 31(6(242)): 662-665 ; Ferreira, Rc, H. G. Figueira, R. de C., Braga Dp, Iaconelli, A. Jr, Borges, E. Jr. (2010 Jul.), « Physical Activity, Obesity and Eating Habits Can Influence Assisted Reproduction Outcomes », *Women's Health* (Lond. Engl.), 6(4): 517-524.
Paasch, U., G. S., Kratzsch, J., Glander Hj. (2010 Jul. 27), « Obesity and Age Affect Male Fertility Potential », *Fertil. Steril.*

Il accompagnera ces conseils par la prescription de drainage du foie par des plantes ainsi que celle de compléments alimentaires et de magnésium.

La consommation excessive d'alcool pourra être traitée par l'acupuncture pour restaurer une bonne fonction hépatique et supprimer l'addiction, tout comme l'intoxication tabagique, par la poncture sur les ailes du nez des points *Chiapi*, autrefois appelés « *Bizi* » (nez).[1]

1. Seignalet. D., S. A., Joyeux, H., *Guide pour lire, comprendre et pratiquer : L'Alimentation ou la Troisième Médecine*, éd. François-Xavier de Guibert, 2007.

# 3
# Autres méthodes d'accompagnement de l'infertilité

# A

# L'EFT

Nous pouvons tous avoir en nous ce que l'on appelle des mauvaises programmations qui peuvent se traduire par : « Je suis incapable, c'est toujours de ma faute, je ne suis pas à la hauteur, etc. », engrangées dans notre inconscient, et qui malmènent notre vie quotidienne.

Cette détresse manifeste provient très souvent d'un choc émotionnel, survenu bien souvent dans l'enfance, et qui engendre des perturbations énergétiques aussitôt que l'on se remémore l'événement ou que l'on se trouve confronté à des événements qui s'y apparentent.

S'agissant d'une femme en recherche de fécondité par exemple, de telles programmations peuvent provoquer des difficultés à se projeter dans la maternité.

L'EFT (Emotional Freedom Technic, « technique de libération émotionnelle ») est une méthode créée en 1991 par l'Américain Gary Craig, qui se base sur les travaux du psychologue Roger Callahan. Cette méthode est rapide et efficace, simple d'emploi, elle prend appui à la fois sur la psychologie et sur l'acupuncture.

En 1962, un chiropracteur, le Dr Goodheart, a montré qu'on pouvait se passer des aiguilles d'acupuncture et les remplacer par une simple pression, un tapotage sur les points des méridiens.

Roger Callahan, en 1980, a associé ce tapotage à la concentration sur un problème émotionnel. Il a découvert que l'association des deux permettait de faire disparaître ce stress de façon définitive.

Gary Craig, coach de développement personnel, a créé en 1991 la technique d'EFT dont voici les principes :

L'EFT permet de mettre en évidence la fracture émotionnelle dans un proche ou lointain passé et de la reprogrammer avec tout son potentiel positif pour en permettre la cicatrisation.

Cette technique m'a tout de suite intéressée car, se basant à la fois sur la psychothérapie et sur les concepts énergétiques chers à la médecine chinoise, elle a recours à l'utilisation des points d'acupuncture associée à l'hypnose ericksonienne à laquelle j'ai été formée pendant trois ans. Il s'agit d'une forme d'hypnose à l'origine des thérapies brèves, de la PNL (programmation neurolinguistique), qui cherche à révéler l'inconscient.

Elle part du principe que toute maladie, d'ordre physique ou psychique, correspond à des perturbations de nos énergies, et combine à la fois cette prise en charge psychologique et l'utilisation de l'acupuncture qui, en équilibrant certains points de notre énergie perturbée en les tapotant simplement, va permettre à la patiente d'exposer ses anciens traumatismes et de se mettre en paix avec eux.

En évitant l'utilisation d'aiguilles d'acupuncture, elle permet de traiter les patients réfractaires à toute piqûre et refusant l'acupuncture, vécue comme une agression.

L'EFT se pratique en position assise, dans un état de relaxation, les yeux fermés.

La patiente se concentre sur sa problématique, par exemple : *Je suis incapable de faire un enfant.* Elle ressent l'émotion qui résulte de son problème, l'identifie (tristesse, colère, peur...) et évalue son intensité en la cotant sur une échelle de 1 à 10.

Pour stimuler tout le système énergétique du corps en fonction de la grille des méridiens, le patient va tapoter simplement des points précis situés sur l'extrémité des méridiens principaux, sur le visage, le haut du corps et sur les mains.

Ces points sont situés à l'extrémité des douze méridiens précédemment cités et sur les deux méridiens curieux principaux *Du Mai* et *Ren Mai*.

## Méridiens Principaux

### Méridien Tai Yang : grand méridien vessie/intestin grêle

Sur le méridien vessie, le deuxième point à stimuler se situe à l'extrémité interne du sourcil.

Sur le méridien intestin grêle, le troisième point à stimuler se situe sur la tranche de la main.

### Pour le méridien Chao Yang : grands méridiens vésicule biliaire/triple réchauffeur

Sur le méridien vésicule biliaire, le premier point à stimuler se situe sur la tempe au coin externe de l'œil.

Sur le méridien triple réchauffeur, le troisième point à stimuler se situe sur le dos de la main.

### Pour le méridien Yang Ming, grand méridien estomac/ gros intestin

Sur le méridien estomac, le premier point à stimuler se situe sous l'œil.

Sur le méridien gros intestin, le premier point à stimuler se situe sur l'index à l'angle interne de l'ongle.

### Pour le méridien Chao Yin, méridien rein/cœur

Sur le méridien rein, le vingtième point à stimuler se situe sous la clavicule.

Sur le méridien cœur, le neuvième point se situe à l'angle interne de l'ongle de l'auriculaire.

### Pour le méridien Tai Yin, grand méridien poumon/rate

Sur le méridien rate, le vingt et unième point à stimuler se situe sous le bras.

Sur le méridien poumon, le onzième point à stimuler se situe à l'extrémité du pouce.

### Pour le méridien Jue Yin, grand méridien foie/maître cœur

Sur le méridien foie, le quatorzième point se situe sous le sein.

Sur le méridien maître cœur, le neuvième point à stimuler se situe à l'extrémité du majeur.

## Les deux grands merveilleux vaisseaux : Du Mai et Ren Mai

Le vingt-sixième point du vaisseau *Du Mai* est situé sous le nez, et le vingt-quatrième point du *Ren Mai* est situé sous la lèvre.

Ces deux points effectuent le lien de part et d'autre de la bouche entre ces deux grands méridiens pour réaliser la « petite orbite cosmique », c'est-à-dire l'équilibre yin yang qui assure la santé de l'homme.

### Le tapotage des points se fait selon un ordre précis

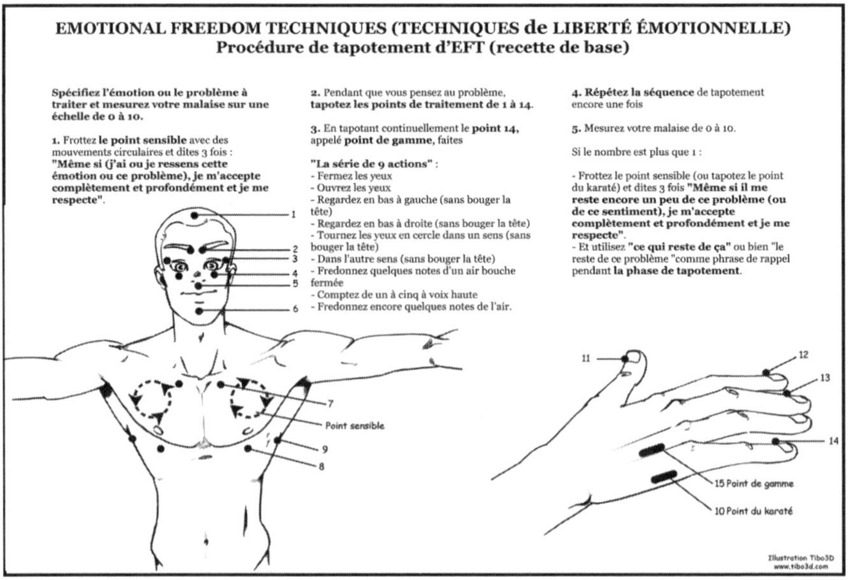

Dans l'ordre :

Point 3 intestin grêle, situé sur la tranche de la main, appelé *Hou Xi* (vallée postérieure).

Point 21 *Du Mai*, situé au sommet de la tête, appelé *Qian Ding* (avant du vertex).

Point 2 vessie, situé à l'angle interne du sourcil, appelé *Zan Zhu* (amas de bambou).

Point vésicule biliaire, situé à l'extérieur de l'œil, appelé *Tong Zi Liao* : creux de la pupille.

Point 1 estomac, situé sous l'œil, appelé *Cheng Qi* (réceptacle des pleurs).

Point 26 *Du Mai*, situé sous le nez, appelé *Ren Zhong* (centre de l'homme).

Point 24 *Ren Mai*, situé sous la lèvre, appelé *Cheng Jiang*(salivation).

Point 27 rein, situé sous la clavicule, appelé *Shufu* (palais de correspondance).

Point 21 rate, situé sous le bras, appelé Da Bao(grande enveloppe).

Point 14 foie, situé sous les seins, appelé *Qi Men* (porte terminale).

Point 11 poumon, situé à l'angle unguéal externe du pouce, appelé *Sha Shang* (sans voix).

Point 1 gros intestin, situé à l'angle unguéal interne de l'index, appelé *Shang Yang* (métal yang).

Point 9 Maître Cœur, situé à l'extrémité du médius, appelé « carrefour du médius ».

Point 9 cœur, situé à l'extrémité unguéale externe de l'auriculaire, appelé *Shao Chong* (impulsion).

Point 3 triple réchauffeur sur le dos de la main entre le quatrième et cinquième métacarpien, appelé *Zhong Zhu* (liaison centrale).

Le point *Qian Ding* est également important à stimuler ; toujours sur le méridien *Du Mai*, il sert à « éclaircir la tête », c'est-à-dire à éviter la confusion, la folie.

Il est situé au sommet de la tête, proche du *Bai Hui* (« réunion des cent »), et fait partie de la zone du cuir chevelu que les moines tondent pour se relier au divin.

Après plusieurs passages sur ces points énergétiques, la patiente effectue des mouvements oculaires de haut en bas, de bas en haut, en rotation, et en signe d'infini. Cette technique est appelée EMDR (Eye Movement Desensitization and Reprocessing) : mouvement oculaire de désensibilisation et de retraitement des informations négatives. Elle stimule le processus d'autoguérison émotionnelle au niveau cérébral.

La détresse émotionnelle se libère, et peut révéler un traumatisme violent oublié dans le passé et resté caché dans l'inconscient. La patiente matérialise ses difficultés et peut alors s'en libérer. À la fin de la séance, elle réévalue son champ émotionnel, qui doit être tombé près de zéro, ce qui témoigne de cette libération.

Dans le cadre de l'infertilité par exemple, observons les mauvais programmes suivants :

– *Tu n'as besoin de personne, à quoi bon t'encombrer d'un enfant ?*

– *Pour réussir, rien n'est simple, tout se mérite.* (« Il faut ramer », me disait une patiente.)

Ces mauvais programmes qui ont amené les femmes sur ce parcours de l'infertilité seront mis au jour, reprogrammés pour permettre à ces femmes d'accéder à la maternité.

Selon la complexité du problème mis au jour, une ou plusieurs séances seront nécessaires.

B

# La visualisation

La visualisation fait partie d'un des nombreux outils utilisés dans les techniques de relaxation, tout comme la sophrologie, l'hypnose ericksonienne, la PNL (programmation neurolinguistique).

Les Chinois l'utilisaient déjà il y a plus de 2000 ans dans le Qi Gong pour mettre l'homme en harmonie au sein de l'univers, comme nous l'avons évoqué plus haut.

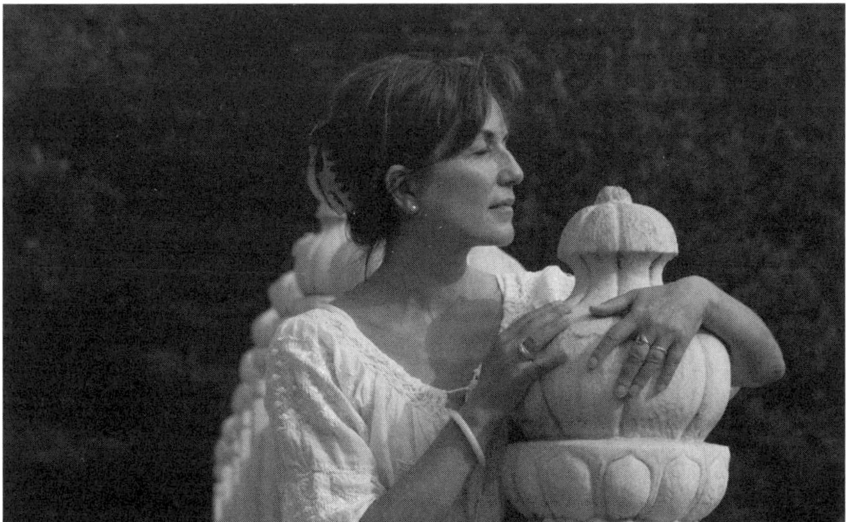

Dans les années 1970, un radiothérapeute cancérologue américain, le docteur Carl Simonton, a mis en évidence le rôle du psychisme dans la guérison de ses patients, après avoir noté que, pour une même maladie et un même traitement, certains d'entre eux, très combatifs, persuadés qu'ils allaient s'en sortir, guérissaient en grande majorité, à la différence d'autres patients, dépressifs et négatifs, qui étaient le plus souvent en échec thérapeutique.

C'est ainsi qu'il a conçu l'usage de la visualisation à des fins thérapeutiques.

La technique de visualisation consiste à associer un élément douloureux de la vie du patient à un élément positif pour gommer toute négativité et favoriser une autoguérison.

Tout individu, les yeux fermés, est capable spontanément de visualiser une montagne, une fleur, un animal. Chacun visualise à sa façon : certains le font en couleur, d'autres en noir et blanc seulement.

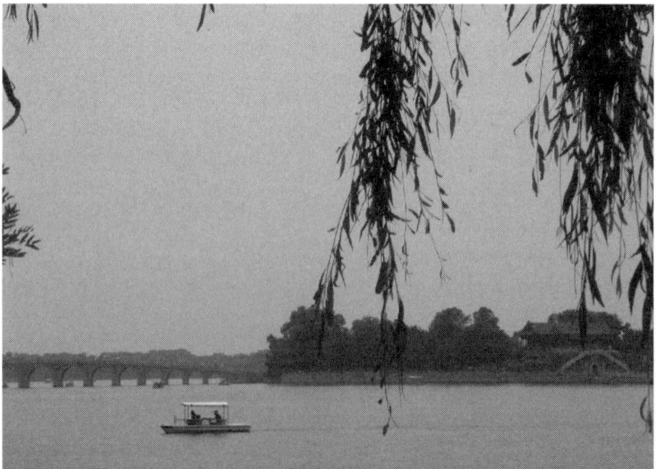

La séance débute par une relaxation, associée à une visualisation active et positive. Le thérapeute commence par demander au patient de revivre un moment agréable dans sa vie.

Il le conduit ensuite, dans un état de relaxation, de détente de son corps et de prise de conscience de sa respiration, à décrire ce moment agréable en utilisant ses propres mots.

Nous avons tous en nous des ressources personnelles pour nous faire du bien : le patient utilise ses propres ressources, en travaillant sur ses organes des sens, pour visualiser, ressentir, écouter, sentir cet événement. Certains utilisent tous leurs organes des sens, pour d'autres l'événement est plutôt perçu sur le mode visuel, pour d'autres encore sur un mode auditif, olfactif ou tactile.

Le fait de se placer dans cet état d'esprit positif aide à la visualisation d'un moment vécu dans le passé comme douloureux, permettant de le reprogrammer positivement et ainsi de le guérir.

Nous prendrons pour exemple le problème de la **dépression survenant après IVG**, moment vécu le plus souvent comme douloureux.

La patiente, après avoir matérialisé un événement positif, pense à ce petit être disparu, l'identifie, et le nomme en lui donnant un prénom qui lui sera propre, et ne sera pas donné à ses enfants futurs.

Mise en état hypnotique, elle visualise le lien émotionnel qui, dans le virtuel, la relie encore à l'enfant qui avait fait un bref passage dans son ventre. Elle peut se le représenter comme une cordelette, une traînée d'étoiles, placée à sa droite, à sa gauche, en avant ou en arrière. Suivant son ressenti, elle fait partir ce lien de son cœur, de son nombril, ou d'un autre endroit de son corps jusqu'à l'être disparu. Elle visualise ce lien et lui attribue une couleur, une consistance, une odeur.

Une fois le lien ainsi matérialisé, elle trouve dans son for intérieur les ressources personnelles pour le couper, en utilisant dans son imaginaire un outil qui peut être le souffle, la main, ou un ustensile virtuel.

À la fin de l'exercice, la patiente ressent un état de légèreté, de tranquillité et d'apaisement.

C

# La psychothérapie

**Un soutien psychothérapique est souvent nécessaire pour accompagner le couple en quête d'enfant.**

Comme nous l'avons évoqué, un couple en mal d'enfant est un couple en péril, qui prend parfois la forme d'un cercle vicieux : le stress de ne pouvoir avoir d'enfant perturbe l'ovulation chez la femme et entretient cet échec.

Le couple se focalise sur cette obsession de maternité, ce qui l'isole et le marginalise dans la société.

L'obsession de la procréation réduit le geste amoureux à un simple acte physiologique, perturbant la sexualité.

L'homme, enfin, fait souvent l'amalgame entre stérilité et perte de virilité.

Le bilan de la stérilité est, pour l'homme comme pour la femme, contraignant physiquement et psychiquement ; le couple est littéralement mis à nu : dans son intimité, quand l'acte amoureux se trouve réduit à un simple acte physiologique de procréation, et dans l'exposition de son intimité physique et psychique à des tierces personnes (médecins, infirmières, psychologues, maternologues...).

La procréation médicale assistée est contraignante en raison de la pénibilité, la complexité et l'invasivité des gestes techniques réalisés, mais aussi du fait de la crainte sous-jacente d'un possible échec.

Fatiguée, la future maman surchargée dans son activité professionnelle, sa vie familiale, est souvent obligée d'arrêter son travail pour préparer la PMA.

Outre les infertilités de cause médicale, il ne faut pas sous-estimer le fait que bon nombre d'hypofécondités inexpliquées ont une origine psychologique, et qu'un soutien de cet ordre est indispensable pour faire sauter les verrous qui bloquent la fécondité :

- Le stress de notre vie actuelle est un des éléments les plus marquants dans la stérilité psychogène. L'incompatibilité d'une maternité avec une vie professionnelle hyperactive en est un bel exemple.
- Un stress provoqué par un traumatisme psychique passé, enfoui dans le subconscient en constitue l'une des causes majeures.

Ce traumatisme enfoui provoque des sentiments de détresse émotionnelle, tristesse, peur, colère dans le quotidien qui doivent alerter le praticien.

Enfin, il induit des mauvaises programmations, engrangées dans notre inconscient, qui guident notre conduite : *Je suis incapable, c'est toujours de ma faute*, etc., et donnent à la future maman une mauvaise image de sa maternité.

Dans ces circonstances, un travail psychologique permet bien souvent de mettre en évidence des traumatismes subis dans le passé et, les ayant révélés, d'en guérir les conséquences.

Nous sommes tous les sources de notre mal-être. Libérer nos mémoires de nos conditionnements, nous affranchir de nos croyances par un travail personnel nous permet d'accéder à une quiétude, à une harmonie dans notre corps, et à l'échange avec les autres. Cela permet d'être en paix avec le moment présent et d'appréhender la vie dans la sérénité.

Dans notre parcours de médecine traditionnelle chinoise, la prise en charge du patient est holistique, elle se fait tant sur le plan émotionnel et physique que psychique, ce qui nous conduit naturellement à rechercher la moindre fracture émotionnelle.

Au cours de ces dernières années, j'ai rencontré un nombre croissant de jeunes femmes en attente de maternité, ce qui m'a forgé une expérience me permettant un dialogue, un entretien encore plus intime avec mes patientes.

Il n'est maintenant pas rare que nous décidions ensemble d'essayer de comprendre si des douleurs cachées de la petite enfance, des secrets familiaux ne pourraient pas expliquer chez elles un verrouillage, une peur inconsciente d'enfanter.

De telles fractures émotionnelles ne sont bien évidemment pas l'apanage des femmes en attente de fécondité, elles peuvent concerner n'importe qui d'entre nous. En outre, un travail personnel n'assure pas à lui seul la naissance d'un enfant. Un soutien psychothérapique adapté permettra dans ces conditions de résoudre les traumatismes psychiques pour appréhender la vie dans la sérénité.

# 4
# Mon expérience au sein de mon cabinet médical

## À propos des femmes

L'acupuncture comme les autres moyens thérapeutiques exposés dans cet ouvrage ne peuvent nullement prétendre régler tous les problèmes de stérilité.

Ils se révèlent d'excellents compléments de notre médecine occidentale.

S'ils présentent d'excellents résultats dans la correction des irrégularités hormonales associées souvent à un contexte de détresse psychique, ils ne sont certainement pas utilisés pour régler les stérilités d'origine mécanique, par exemple.

Ma prise en charge de mes nouvelles patientes désireuses de maternité reste avant tout très occidentale. Pour tout couple ayant des problèmes de fécondité, un bilan médical complet amenant le plus souvent à une solution thérapeutique adaptée reste indispensable.

Quelquefois, les patientes me consultent en première intention, avant que tout bilan de stérilité ait été effectué.

Je vérifie bien sûr toujours s'il n'y a pas de causes mécaniques expliquant l'infécondité, si une hystérosalpingographie a bien été réalisée pour vérifier la bonne perméabilité des trompes et l'intégrité de l'utérus, avant de commencer tout traitement. J'ai l'habitude pour ces patientes de réaliser des séances d'acupuncture sur trois cycles pour stimuler l'ovulation. La première séance est effectuée dans les huit jours précédant la ponte ovulaire, la seconde dans les quatre à cinq jours qui suivent l'ovulation. Quelquefois, une séance suffit pour qu'une grossesse se déclenche.

Lorsque ce premier traitement ne donne pas de résultats, je confie ma patiente à une collègue gynécologue pour qu'une prise en charge adaptée soit effectuée, aux fins de trouver la cause de l'hypofertilité et pour pouvoir la traiter – éventuellement, envisager une PMA.

Parallèlement à cette prise en charge, qui peut être le préalable indispensable à la mise en route d'une PMA, je commence pour ma part, au sein de mon cabinet médical, une prise en charge de ma patiente qui débute par un interrogatoire « à la chinoise ».

En Chine, l'approche de la stérilité féminine s'intéresse en effet au facteur émotionnel avant toute prise en charge somatique. Cela passe par de longs entretiens, où la création d'une relation de confiance entre le patient et son médecin est indispensable.

En pratique, cette approche évalue :

### Selon la théorie du yin yang

L'équilibre énergie/sang.

L'équilibre vago ou sympathicotonique.

Leur appréciation se fait essentiellement par la prise des pouls chinois.

### Selon la théorie des cinq éléments

1. La façon dont la patiente perçoit ses émotions dans cette démarche de la course à l'enfant.

Les médecins chinois savaient que les émotions cachées, nos « *Gui* », qu'ils nomment dans leur langage fleuri « nos fantômes », pouvaient occasionner un blocage énergétique, se traduisant sur le plan physique par une manifestation somatique, par exemple des migraines, des brûlures d'estomac, ou une fatigue inexpliquée.

Ces fantômes conditionnent également notre comportement qui peut aller de la réactivité à l'impatience, la colère, de la mélancolie à la timidité, et ce, jusqu'à la peur extrême.

2. Un examen clinique « à la chinoise », évaluant traditionnellement la qualité du sang, c'est-à-dire, chez la femme, la couleur de ses règles, leur abondance, la douleur engendrée.

3. L'examen clinique s'appuie enfin sur la palpation des différents pouls chinois et sur l'examen de la langue, reflet de l'état énergétique du patient.

Tous ces éléments permettent d'établir en médecine chinoise un diagnostic, centré sur une perturbation de l'énergie, tels le « vide de rein », yin ou yang, le « blocage d'énergie et du sang » ou encore « l'accumulation de glaires ».

La détection d'anomalies sur ce plan conduit à réaliser un rééquilibrage énergétique du corps par l'acupuncture, en harmonie avec la saison, en suivant le concept des cinq éléments.

Cette rééquilibration énergétique peut à elle seule suffire pour relancer la fertilité.

Une telle prise en charge ne s'improvise pas, elle demande beaucoup de temps et l'établissement d'un dialogue et d'une relation de confiance entre la patiente et son médecin. Un dialogue établi entre la patiente et son médecin permettra de démasquer un syndrome dépressif, ou une éventuelle fracture émotionnelle.

Toutes les femmes qui souhaitent être enceintes n'ont heureusement pas systématiquement de tels antécédents affectifs, mais la découverte d'une fracture émotionnelle peut par exemple être salutaire, même si, bien évidemment, de tels blocages peuvent exister chez la femme féconde.

Dans ce cas, la levée de ces barrages lui permet d'appréhender la vie dans un bien-être, en potentialisant ses ressources personnelles. Elle peut également aider la patiente pendant sa grossesse, dans la mise en place du lien affectif qu'elle aura avec son enfant plus tard.

Je voudrais maintenant exposer ici des exemples vécus, des parcours de patientes infertiles rencontrées au sein de mon cabinet médical, avec leurs propres problèmes physiques, psychiques, histoires dont le dénouement a heureusement la plupart du temps connu une fin heureuse.

# A

# Femmes infécondes vues en première intention

Si les médecines « alternatives » peuvent être une aide précieuse pour appuyer des stérilités dites « somatiques », c'est-à-dire dues à une maladie, une anomalie gynécologique justifiant un traitement conventionnel, il ne faut pas oublier qu'un facteur psychologique est souvent associé à ces pathologies, qu'il en soit à l'origine ou qu'il les majore.

Ces médecines alternatives seront surtout efficaces dans la prise en charge des stérilités psychogènes.

## Aménorrhée

L'aménorrhée correspond à une absence de règles. On la qualifie de *primaire* si la patiente n'a jamais eu de règles, mais les aménorrhées sont la plupart du temps *secondaires*, c'est-à-dire survenues secondairement chez une femme qui était jusqu'alors normalement réglée.

Les aménorrhées peuvent avoir différentes causes, comme un blocage des règles après l'arrêt de la pilule, une perte ou prise de poids de plus de 10 % du poids du corps ou un dysfonctionnement ovarien (kyste de l'ovaire, cause thyroïdienne).

Certains points d'acupuncture, seuls ou associés, sont très efficaces sur les aménorrhées, notamment secondaires.

Dans l'esprit chinois, l'aménorrhée est due à un « assèchement du sang », ou à un « trouble de la circulation entraînant une stagnation du sang ».

### Aménorrhée postpilule

La pilule classique correspond à un traitement combinant les hormones œstrogènes et progestérones (traitement œstroprogestatif) ; son rôle consiste à faire croire à l'organisme qu'il ya assez d'hormones en circulation pour que l'ovaire n'ait pas besoin de fonctionner. Le cycle hormonal se rétablit normalement à l'arrêt de la pilule, mais ce mécanisme n'est pas toujours immédiat, il faut parfois du temps pour que le cycle ovarien physiologique se reconstitue, et il peut exister une relative infécondité avec arrêt des règles pendant parfois plusieurs mois.

Les aménorrhées postpilule sont les plus faciles à traiter par l'acupuncture, parfois aidées par un drainage phytothérapique.

Le traitement consiste en la poncture de points situés sur le méridien foie : *Xing Jian* et *Tai Chong*, placés sur le dos du pied entre le premier et deuxième orteil. Ces points sont très utilisés pour toute désintoxication, par exemple pour traiter une hépatite médicamenteuse. Dans le cas évoqué plus haut, ils désintoxiquent de la pilule.

La phytothérapie fait appel à différentes plantes comme le radis noir (*Raphanus*), le pissenlit (*Taraxacum*).

Une amie gynécologue, qui pratique son métier depuis plus de trente ans, me livrait son expérience : les aménorrhées postpilule surviennent en majorité chez les femmes en demande d'enfant, alors que le retour des règles s'effectue sans problème chez les patientes qui arrêtent la pilule en l'absence de partenaire. La composante psychique du problème ne fait dans ce cas aucun doute.

### Dysfonctionnement ovarien

Le dysfonctionnement ovarien correspond à une difficulté à réaliser une ovulation de bonne qualité. Elle est en général secondaire à un déséquilibre hormonal (défaut de stimulation de l'axe hypothalamo-hypophysaire sur l'ovaire). L'ovaire peut être anormal, présenter des kystes (on parle de *polykystose*).

Les règles sont irrégulières, plus rares. La survenue d'une grossesse est donc plus aléatoire, mais parfois le temps suffit à tout rééquilibrer. Le cas échéant, la grossesse sur dystrophie ovarienne peut être favorisée par l'utilisation d'inducteurs de l'ovulation.

Cette dystrophie se rencontre fréquemment chez les jeunes femmes en ces temps de vie stressée.

Pour concevoir un enfant, une femme doit être dans les conditions idéales pour faire son nid : sécurité matérielle, stabilité psychoaffective, sécurité avec le compagnon qu'elle a choisi comme géniteur.

Il est d'ailleurs notoire que l'aménorrhée est fréquente chez les femmes en temps de guerre. Ce fait a été étudié pendant la Première Guerre mondiale. Dans ces conditions très difficiles où les femmes travaillaient comme des hommes, où chacun risquait sa vie, de très nombreuses femmes, s'interdisant toute fécondité, sont devenues aménorrhéiques jusqu'à l'arrivée des temps de paix. Comment peut-on en effet mettre au monde des enfants si c'est pour les envoyer à la guerre ?

Les conditions de vie actuelle sont heureusement moins dramatiques, mais le stress quotidien de la vie professionnelle et personnelle ainsi que le futur incertain rendent difficiles les conditions idéales à la conception d'un enfant.

Ces épisodes d'aménorrhée ne seraient-ils pas des pauses que s'autorisent certaines futures mamans pour se poser certaines questions : ai-je trouvé le bon géniteur, suis-je capable psychologiquement et matériellement d'élever un enfant ?

## *Mathilde, stérile avec son premier mari, en demande de maternité avec son second mari*

Mathilde est une jolie jeune femme, blonde, élancée, harmonieuse. Elle exerce le métier de fiscaliste, reprenant après la crise de 2009 des études de gestion du patrimoine.

Précédemment, elle vivait à Hong Kong en compagnie de son premier mari. Son séjour en Asie avait été pénible, car elle avait compris là-bas qu'elle n'aimait pas vraiment son mari.

De plus, son père atteint d'un cancer était hospitalisé en France, loin d'elle, elle était triste de ne pouvoir être présente à ses côtés. Elle se sentait coupable d'être loin de ce père adoré.

Pendant cette période, elle était aménorrhéique, ne pouvant avoir d'enfant.

Son père étant décédé, elle avait pris la décision de divorcer et de rentrer en France.

Elle a refait sa vie avec un homme qu'elle aime profondément et avec lequel elle désire maintenant avoir un enfant. Le grand amour qu'elle partage avec cet homme lui a redonné la joie de vivre, ses règles sont réapparues.

Elle a trouvé mon adresse sur différents forums sur Internet, et s'est présentée à mon cabinet pour que je l'aide à déclencher sa fertilité. Bien que présentes, ses règles étaient irrégulières et très douloureuses, et cela faisait plus d'un an qu'elle cherchait à mener une grossesse à bien.

Je l'ai traitée en acupuncture par des points spécifiques de la fertilité, sur le méridien *Chong Mo*, ce qui lui a permis de régulariser ses cycles. Elle était déjà prête pour faire un petit.

Elle est revenue me voir trois mois plus tard, le traitement par acupuncture avait été très efficace puisque, venue me voir au moment de l'ovulation, elle avait immédiatement commencé une grossesse. Elle s'était étonnée de tant de rapidité et désirait que je la soulage des nausées classiques en début de gestation.

## Fausses couches

La fécondité peut ne pas poser de problème, mais la femme demeure infertile en raison de la survenue de fausses couches à répétition, qui empêchent toute grossesse d'être menée à bien.

Les avortements à répétition sont considérés en médecine traditionnelle chinoise comme la conséquence d'une malnutrition fœtale. Dans les textes anciens, on parle de vide d'énergie yin, de froid du petit bassin, de troubles, d'impuretés du sang.

Les causes de ces fausses couches sont nombreuses : immaturité de l'utérus lors des premières grossesses, anomalies de l'utérus, cause infectieuse, déficience hormonale, cause génétique, anomalie des spermatozoïdes.

Il faut savoir que 25 à 30 % des femmes font une fausse couche avant le deuxième mois de gestation, cela correspond à l'expulsion d'un œuf déficient que la nature élimine.

Chaque cause a son propre traitement, mais dans bon nombre de cas la cause n'est pas identifiée, et malgré des traitements adaptés ces fausses couches récidivent, ce qui s'avère inquiétant et traumatisant pour les jeunes femmes en quête de maternité.

C'est souvent dans une grande inquiétude qu'elles arrivent au sein de mon cabinet, généralement après une troisième fausse couche.

### *Exemple de Stéphanie*

Stéphanie est venue me consulter car elle avait déjà fait deux fausses couches, et avait très peur d'un troisième échec dans sa tentative de maternité.

Elle prenait des anticoagulants et des corticoïdes, car elle était atteinte d'une maladie rhumatologique douloureuse et handicapante, qui lui gâchait la vie. Pour cette raison, elle avait été mise sous antidépresseurs. Aucun travail analytique n'avait été envisagé.

L'histoire de cette jeune femme était pourtant parlante : petite fille, elle était une enfant joyeuse, mais Stéphanie avait subi un premier choc vers l'âge de huit ans.

À cette époque, ses grands-parents s'étaient séparés, et sa propre mère l'avait très mal vécu. Celle-ci était tombée dans une profonde dépression, s'angoissant pour un rien. Déprimée, elle ne supportait plus la gaieté de son enfant heureuse qui la dérangeait. Elle la corrigeait sans arguments, juste parce qu'elle ne la supportait pas. Elle la culpabilisait sans cesse de tant de gaieté.

Lorsque Stéphanie eut ses quatorze ans, sa mère vécut l'éveil de la sexualité de sa fille comme un drame. Un jour, elle découvrit un préservatif que sa fille avait laissé traîner. Le drame éclata, sa mère la terrorisant notamment sur l'éventualité d'une grossesse non désirée.

Particulièrement inquiète, malgré l'utilisation d'un préservatif, la jeune femme pratiqua un test de grossesse qui, bien sûr, s'avéra négatif.

Mais le stress fut si fort qu'elle devint anorexique et fit une dépression.

Elle resta cinq ans avec son petit ami, puis eut d'autres compagnons.

Mariée une première fois en 2002, elle divorça peu après pour de nouveau sombrer dans la dépression.

En septembre 2009, elle se remaria et décida d'avoir un enfant.

Elle fit deux fausses couches, en juillet 2009 et en janvier 2010.

Quand je lui demandai de parler de ses relations actuelles avec sa maman, elle me raconta l'histoire du chemin des Landes…

Le week-end précédent, elle était allée voir sa maman dans le Sud-Ouest, avec son mari. Ils se promenèrent tous les trois sur le chemin des Landes ; à un croisement, sa maman demanda s'ils devaient aller à droite ou plutôt à gauche : Stéphanie proposa le chemin de gauche, mais sa mère déclara qu'il fallait revenir sur leurs pas. Sa fille lui reprochant de ne pas savoir ce qu'elle voulait, celle-ci répondit à son gendre qu'on décidait toujours à sa place et se posa en victime, toujours incomprise, en réalité cruellement manipulatrice.

Stéphanie avait enfin bien cerné sa mère.

Mon traitement consista à détendre la jeune femme, à travailler sur sa confiance en elle, en utilisant les points situés sur le méridien rein, bien connus en acupuncture pour leur effet bénéfique sur les peurs. Pendant la guerre du Pacifique, des médecins militaires utilisaient certains points du méridien rein pour renforcer le courage à l'excès, jusqu'à la témérité, de leurs commandos et kamikazes.

Nous avons également effectué un travail de visualisation pour lui permettre de rompre le cordon ombilical avec sa mère.

Grâce à ce travail, la jeune femme espaça les communications téléphoniques avec sa mère, passées de quotidiennes à deux par semaine.

Elle s'est aussi mise à pratiquer quotidiennement le Qi Gong, s'appuyant sur la visualisation de l'exercice *Le petit bourgeon de Lotus prend racine dans le bassin*, pour reconnaître et accepter la présence d'une vie en croissance au sein de son corps.

À la troisième consultation, Stéphanie était enceinte, mais l'échographie montrait un fœtus avec un volume cardiaque insuffisant par rapport à son terme. Le médecin échographiste n'était pas rassurant, il ne pouvait pas cacher cette anomalie à sa patiente. Stéphanie était anéantie. La peur au ventre, elle espérait que la seconde échographie serait cette fois rassurante.

Il nous a fallu à nouveau travailler sur la confiance, en utilisant les points d'acupuncture situés sur le méridien rein, et établir une reprogrammation avec l'EFT, en passant du scénario : « Je suis incapable de faire un bébé » à : « Je mets de côté le passé pour laisser la place au bébé actuellement présent. »

Malgré toute sa persévérance et la confiance en elle qui s'était instaurée, ce début de grossesse n'a malheureusement pas abouti.

# B

# Fractures émotionnelles

Une fracture émotionnelle est un choc émotionnel arrivé à un instant précis dans le passé, et qui a été occulté. Enfouie dans l'inconscient, elle peut être réactivée dans le présent à l'occasion d'un nouveau traumatisme. Il peut s'agir d'un abandon, d'un deuil, d'un harcèlement au travail, etc.

Ces émotions cachées, oubliées dans notre subconscient, peuplent nos cauchemars et conditionnent notre comportement. Notre personnalité peut être teintée de tristesse, de colère rentrée ou de timidité, de peur.

- La *tristesse* sera souvent associée à des fractures émotionnelles d'abandon, de rejet ou de deuil, en particulier après les IVG.
- La *colère rentrée* sera retrouvée chez les femmes qui ont été battues, violées, ou victimes d'attouchements dans l'enfance.
- La *peur* est essentiellement celle de mourir pendant l'accouchement.
- La pensée obsédante s'identifie sous la question : *Vais-je être enceinte ?*

Avec l'expérience, le médecin peut ressentir ces fractures à travers le comportement de la patiente et aller plus précisément à leur recherche, guidé par les réactions de celle-ci.

- Il peut s'agir d'une *mélancolie* : la personne est intériorisée, ses mouvements sont lents, maladroits.
- Cela peut être un soupçon d'*impatience*, de *réactivité* qui cachera une colère rentrée, une humiliation, une incompréhension, etc.

- Cela peut être une *timidité* qui cache de grandes peurs.

La mise en évidence de cette fracture émotionnelle est parfois aisée, la verbaliser suffit souvent à la guérir, d'autant plus facilement que la patiente a déjà fait un travail personnel d'analyse et de psychothérapie. Il suffit de mettre en lumière ces zones d'ombre, pour apporter une étincelle de goût de vivre, d'ouverture aux autres et la joie d'être tout simplement vivant dans l'instant présent.

Quelquefois, cette mise en lumière émotionnelle est difficile à obtenir, elle n'est parfois pas suffisante, une reprogrammation est nécessaire pour libérer complètement le conflit, grâce à différentes méthodes parmi lesquelles une prise en charge psychothérapique.

La colère, la peur, la tristesse, la rumination, la joie excessive correspondent à cinq dominantes émotionnelles bien connues en médecine traditionnelle chinoise, puisque correspondant à cinq organes, selon la théorie des cinq éléments (la peur correspond à l'organe rein, la colère au foie, la joie au cœur, la tristesse au poumon, la rumination à la rate), et n'échappent pas au diagnostic du médecin acupuncteur.

Ces fractures émotionnelles se manifestent tout au long de la vie. Dans notre expérience concernant les femmes inféondes, on retrouve celles-ci dans toutes les étapes de ce parcours vers la fertilité, et au-delà, pendant et après la grossesse.

**Les exemples décrits sont classés, répertoriés en fonction de leur dominance au sein des différentes palettes émotionnelles, tout comme dans un tableau de peintre, l'on retrouve une couleur dominante au sein d'une palette polychrome.**

## La peur, organe rein

De nombreuses raisons peuvent expliquer un refus de grossesse chez certaines futures mamans.

Les fractures émotionnelles d'abandon, d'insécurité dans l'enfance génèrent plus tard une peur de ne pas être une mère à la hauteur.

La grossesse peut être vécue comme un devoir, voire un sacrifice par amour pour son mari. Pour certaines femmes, cela revient à réduire leur puissance et leur égocentrisme face à l'enfant rival.

Pour d'autres, elle pourra être vécue comme une invasion redoutable. Le fait de ressentir dans son ventre un être vivant peut conduire à la peur d'être dévorée. Ces peurs archaïques de déformation, de dévoration, pourront être mises en lumière à l'aide d'une psychothérapie.

Pour ces jeunes femmes qui n'ont jamais accouché, des détails sordides d'accouchements difficiles racontés par des proches (longueur du temps de travail, douleur avant la péridurale, difficultés du forceps, peur de mourir, mais également peur de souffrir dans sa chair) font que la jeune maman refuse inconsciemment cette maternité.

Parfois, après un premier accouchement difficile, des suites de couche exténuantes, ce mauvais souvenir et la peur de revivre ces moments pénibles vont bloquer la jeune femme et engendrer une stérilité secondaire.

### *Histoire douloureuse de Clara*

Clara est venue me consulter pour que je l'aide à mettre en route une seconde grossesse. Sa première fille âgée de six ans est née par césarienne. Deux ans après sa naissance, elle a mis au monde une deuxième petite fille qui n'a pas survécu. L'accouchement qui avait eu lieu par voie naturelle avait été douloureux et avait laissé des meurtrissures dans son corps. Depuis maintenant quatre ans, elle ne prend aucun moyen de contraception et en l'absence de nouvelle grossesse se pense stérile.

Que s'est-il passé lors de cette deuxième grossesse ?

Celle-ci avait tout d'abord bien commencé, jusqu'à ce qu'elle contracte au troisième mois une conjonctivite virale qui l'a inquiétée. Le médecin qui la suivait l'ayant rassurée, elle a poursuivi sa grossesse. Comme son bassin était étroit, ce qui l'avait conduit à une première césarienne, il a été prévu de provoquer l'accouchement à une date précise pour pratiquer une nouvelle césarienne. Cette grossesse était devenue difficile, ponctuée de menaces d'accouchements prématurés que Clara avait soignés par des séances d'acupuncture lui permettant d'arriver à terme.

La veille de la date programmée pour l'accouchement, Clara a perdu les eaux vers trois heures du matin. Son mari qui travaillait de nuit étant absent, elle a attendu jusqu'à six heures du matin son retour dans de violentes douleurs de contraction. Arrivée à la clinique, les contractions étaient si douloureuses qu'elle croyait entendre ses os se briser. Elle m'a confié avoir eu à ces moments-là une grande compassion pour les femmes qui jadis souffraient et mouraient pendant leur accouchement.

Il était malheureusement trop tard pour pratiquer la césarienne puisque l'enfant était déjà engagé, l'accouchement par voie basse était devenu inévitable. Placée sous anesthésie, Clara n'a pu vivre la suite de son accouchement et s'est réveillée seule, sans personne à ses côtés. Elle a compris que son enfant n'était plus là.

Peu après, son mari est venu lui dire que leur enfant était mort. L'enfant présentait des malformations, et n'avait pas de globes oculaires.

À la suite de cette terrible épreuve, Clara a fait une dépression bien compréhensible. Elle a pu surmonter cette dépression grâce à l'acupuncture, l'homéopathie, et l'assistance d'une précieuse psychologue.

Guérie, décidée à préparer une petite sœur ou un petit frère à sa fille aînée, elle consulte à nouveau son gynécologue pour savoir si, lorsqu'elle accouchera, elle aura bien une césarienne pour ne pas risquer de revivre ce douloureux événement. Le médecin lui a répondu que la voie ayant été ouverte par le dernier accouchement, il est peu probable qu'une nouvelle césarienne soit nécessaire. À cause de ce doute, de cette peur de souffrir atrocement, Clara est restée inféconde.

Lors de nos séances de soins, nous avons travaillé ensemble sur le deuil de ce petit être qui portait un nom : Lara, et qui n'avait pas eu de sépulture ni d'enterrement religieux. L'aide d'un prêtre lui a permis de se sentir beaucoup plus apaisée. Néanmoins persistait la peur d'accoucher sans césarienne.

Les choses étant devenues claires pour elle, elle a finalement pris la décision de renoncer à toute grossesse susceptible d'entraîner un accouchement aléatoire, préférant faire des démarches en vue d'une adoption.

### Stérilité transgénérationnelle

Les psychologues savent bien qu'il existe des familles chez lesquelles des phénomènes psychosomatiques se reproduisent de génération en génération. Il s'agit souvent de phénomènes cachés, vécus comme dégradants pour la famille et que chacun a pris soin de taire.

Les psychologues utilisent ce qu'ils appellent le « géniosociogramme ». C'est l'étude de l'arbre généalogique à travers les événements marquants des familles dans leur passé, la mise en évidence de liens manquants, la reproduction de ces faits marquants, de traumatismes, mais aussi ce qui n'a pas été exprimé : les *non-dits* porteurs de symptômes. Ce sont ces fameuses loyautés familiales invisibles.

En Chine, la transmission transgénérationnelle est véhiculée dans l'organe rein.

Une patiente me confiait sa difficulté d'être enceinte fortement liée à la découverte des traumatismes familiaux : son arrière-grand-mère, au cours de la Première Guerre mondiale, avait été internée dans un hôpital psychiatrique car elle portait une grossesse sans être mariée. Elle est morte dans cet asile. Depuis, toutes les femmes des générations suivantes ont eu des difficultés à être fécondes, elles ont porté les stigmates morbides de cette sombre histoire, et ont toutes eu recours à des stimulations ovariennes.

## *Mère sous Distilbène*

Dans les années 1970, le Distilbène était utilisé pour stimuler la fécondité d'une jeune femme désirant une grossesse. Ce médicament a été interdit car il générait des anomalies morphologiques pour les enfants nés sous cette stimulation.

Il n'est pas rare de retrouver lors d'examens échographiques un utérus atrophique chez les enfants nés sous Distilbène.

Il y a à peu près vingt ans, alors que je débutais dans mon activité médicale, j'avais reçu une jeune femme suédoise venue en première consultation pour l'arrêt de la cigarette, avec un excellent résultat.

Étudiante dans son pays nordique, elle est revenue plusieurs fois me consulter pour des états d'angoisse. L'état de relaxation, de détente obtenu par l'acupuncture l'a séduite.

Elle était alors étudiante commerciale. Subjuguée par l'efficacité de l'acupuncture, elle a décidé de changer d'orientation et de débuter des études de médecine. Elle est venue me l'annoncer avec une grande fierté.

Sa vie professionnelle et affective s'est poursuivie, elle a rencontré l'homme de sa vie avec lequel elle a bien sûr désiré avoir des enfants.

Malheureusement, elle avait été conçue sous Distilbène, et l'échographie pelvienne a révélé chez elle un utérus atrophique.

Ce n'était pas dans ce cas un problème direct de stérilité transgénérationnelle, mais un problème d'induction de l'ovulation dans la génération précédente qui a généré une stérilité organique dans la seconde génération.

Convaincue de l'efficacité de l'acupuncture, plus que je ne l'étais alors moi-même dans cette indication, elle me demanda d'entreprendre le protocole de fertilité par acupuncture.

Au bout de la troisième séance, son utérus s'est modifié, ce qui a été confirmé par de nouvelles échographies pelviennes ; elle a pu rapidement mener sa grossesse sans problème, et est maintenant maman de deux petites filles.

### *Exemple de Victoria : peur de reproduire l'infertilité de sa mère*

Victoria vient me voir pour un problème de fertilité : depuis cinq mois, elle tente de mener une première grossesse, sans succès, ce qui l'inquiète déjà.

Pourquoi cette inquiétude précoce ?

Sa maman l'a conçue comme ses deux frères sous stimulation ovarienne en Hollande. Ceci l'a amenée à se poser la question : « Vais-je rencontrer les mêmes difficultés que ma mère pour procréer ? »

Si son enfance a été heureuse et tranquille, son adolescence a été plus difficile ; elle a eu un passage en aménorrhée pendant neuf mois, dont elle explique très bien la cause : c'était le refus de sa féminité, provoqué notamment par le regard agressif de son frère qui lui tenait un propos négatif sur son corps qui se transformait. Il l'amenait ainsi à un refus de sa féminité, dans un contexte proche de relations incestueuses.

Il existait ainsi deux problèmes : allait-elle reproduire l'infertilité de sa mère ? Son refus de féminité provoqué par son frère allait-il interférer sur sa fertilité ?

Ces problèmes ayant été clarifiés pour la patiente, une reprogrammation n'étant pas nécessaire, le traitement a simplement consisté en l'utilisation d'un protocole de fertilité par acupuncture.

Victoria est maintenant maman d'une petite Églantine.

## *Témoignage de Sophie Z., peur d'être abandonnée*

Souvent, au cours du bilan d'une infertilité, on met en évidence la problématique suivante :

*Si je suis enceinte, déformée, moins disponible, mon compagnon ne va-t-il pas m'abandonner ?*

C'est l'histoire de Sophie qui, petite fille, avait vécu la tristesse de sa maman qui avait été trompée par son mari pendant sa grossesse. Elle avait peur que son père les abandonne, elle et sa maman.

Elle a été confiée un peu plus tard à une de ses grands-tantes, vieille fille, qui l'avait élevée à son tour dans la tristesse (elle avait jadis accouché en secret d'un enfant mort-né et ne s'en était jamais remise).

Étonnamment, la mère de Sophie lui a confié plus tard qu'elle avait elle aussi été élevée par cette même grand-tante, dans le même climat de tristesse.

Bien plus tard, la maman de Sophie s'est rendu compte de son erreur et a avoué à sa fille combien elle était triste pour elle que son enfance ait été ainsi gâchée.

Ainsi ce triste scénario s'est-il rejoué sur deux générations : c'est ce qu'on appelle un *schéma de répétition*, cette détresse s'est reproduite dans un domaine transgénérationnel.

Là encore, le passé familial étant tout à fait clair, le travail en acupuncture a consisté à agir sur la tristesse par des points sur le poumon, qui ont permis à Sophie de prendre du recul par rapport à ces histoires anciennes qui ne lui appartiennent pas.

Je l'ai traitée uniquement par acupuncture et, quelques mois plus tard,elle est venue m'annoncer le début de sa grossesse.

## *La jolie Antillaise, peur d'être une mauvaise mère*

Une jolie Antillaise vient me consulter pour que je stimule sa fertilité. Elle est en attente de grossesse depuis plusieurs mois.

Au cours de notre premier entretien, quand nous abordons son enfance, la relation avec les parents, elle se met à pleurer : son enfance n'était que meurtrissures dues à son père qui la battait.

Elle me donne plus de précisions, exprime sa colère et comprend qu'il lui est difficile de projeter un avenir d'enfants quand elle-même a subi autant de blessures.

Je réalise une seule séance d'acupuncture, elle m'appelle peu de temps après, ravie, car elle est enceinte.

Elle souhaite continuer un travail psychologique avec une maternologue pour la conforter dans son rôle de future maman. Elle met au monde une jolie petite puce qu'elle berce et nourrit au sein. Malheureusement, elle a des difficultés à allaiter, et revient me consulter pour ce problème. Son allaitement a ravivé des souvenirs de son enfance : non seulement elle était battue par son père, mais elle avait subi des attouchements de sa part ; il prenait plaisir à ce que son enfant lui suce le mamelon...

Alors que tout allait si bien, l'allaitement lui avait fait revivre ce traumatisme. Elle avait alors eu des pulsions de séparation de son enfant.

Je lui ai proposé de reprendre le travail psychologique en compagnie de sa maternologue.

L'acupuncture par les points sur l'organe rein l'a aidée à trouver confiance en elle.

Le point *Tan Zhong*, situé entre les seins, sur le méridien *Ren Mai*,a facilité l'allaitement et l'a aidée à se relaxer.

## *La petite Cambodgienne adoptée, peur de l'inconnu*

L'absence de racines peut amener à une peur de l'inconnu.

Comment peut-on enfanter si l'on ne connaît pas sa mère biologique ?

Il y a de cela un an, une jeune femme, joyeuse, aux gestes spontanés et gracieux, s'est rendue à mon cabinet pour que je la traite pour une colopathie fonctionnelle. De nature généreuse, elle s'intéressait toujours en premier à ma santé.

Elle m'a présenté son mari, un homme adorable ; une belle relation d'estime s'est établie entre nous.

Celui-ci, lors d'une consultation, m'expliqua qu'il désirait s'accomplir dans le rôle de père. À la consultation suivante, son épouse a été très surprise quand je lui ai annoncé que son mari était prêt à être papa. Elle n'avait aucun souvenir de la conversation d'un désir d'enfant entre eux deux. Elle avait toujours pensé que son couple fonctionnerait toujours sans enfant, et s'était convaincue que son mari n'en désirait pas et qu'ils étaient d'accord sur ce sujet. Elle a pris conscience qu'elle s'était en fait construit ce programme toute seule.

Il a fallu aborder avec elle sa problématique : voulait-elle être maman ?

Elle se posait en fait de nombreuses questions :

*Je suis sans racines, je n'ai pas connu ma mère, j'ai été adoptée, et ma mère adoptive m'a dérangée, je m'entendais mal avec elle... Serais-je une bonne mère sans tous ces ancrages ?*

La réflexion étant lancée, le couple a commencé à dialoguer à ce sujet, et la jeune femme a décidé d'entreprendre un travail psychologique.

Six mois plus tard, la problématique de l'éventuel bébé a été abandonnée par cette jeune femme ; cette question s'était en fait posée pour elle parce que toutes ses amies proches menaient une grossesse les unes après les autres. Elle en a abandonné l'idée, prend toujours la pilule et se sent équilibrée dans son couple sans enfant.

Cet exemple illustre bien le fait que la femme sans enfant peut s'accomplir pleinement, si elle est lucide quant à ce sujet. Cette jeune femme a fait son choix en son âme et conscience, pour conduire sa vie en harmonie, dans une tranquillité de femme épanouie dans ce qui est fécond pour elle, sans que ce soit pour autant la maternité.

## La colère, organe foie

Un passé de maltraitance dans la tendre enfance peut conduire à un sentiment de honte, d'humiliation, de colère rentrée amenant parfois à une autodestruction.

### *Témoignage d'Isabelle : « Je déteste les hommes »*

Isabelle, jeune femme âgée de trente-cinq ans, a décidé de mettre en route une grossesse. Elle se présente repliée sur elle-même, triste, sans maquillage, les cheveux épais grisonnants, couvrant son front. Son corps est mince, juvénile comme s'il était resté fixé à l'âge de l'adolescence. Son corps est voûté, son regard absent. Il est très difficile de garder l'attention d'Isabelle.

Elle a derrière elle une enfance douloureuse.

Lorsqu'Isabelle était petite, elle avait été victime d'agressions par attouchements, d'agressions sexuelles perpétrées par son propre père. Sa mère, comme c'est malheureusement bien souvent le cas, ne s'était rendu compte de rien.

Dans l'impossibilité de se défendre et de révéler ses agressions, son seul réflexe de défense a été l'absence : Isabelle s'est progressivement retirée psychiquement de son corps. Cette absence était pour elle le seul moyen de survie d'une enfant face à un adulte, son propre père. « Si je ne suis pas là, je n'existe pas, tu ne peux me faire du mal. »

Arrivée à l'âge adulte, cette mise en absence de son corps est devenue pour elle sa façon de réagir contre tout stress. Ce comportement passif l'a induite à une colère rentrée se traduisant par des symptômes de type vomissements, crise de foie, règles douloureuses, menant à la frigidité et la stérilité.

Les points sur le méridien foie ont relâché sa colère et ses tensions musculaires.

Outre l'efficacité de l'acupuncture, l'EFT s'est révélée une arme très précieuse pour reprogrammer le processus :

« Je suis là, je ne suis pas là. C'est toujours de ma faute. Je suis sale, je n'aime pas mon sexe, je déteste les hommes. »

La séance d'EFT l'a beaucoup secouée ; pendant quelques heures, elle s'était sentie « comme une crevette sans carapace ».

À l'issue de sa première séance, Isabelle m'a envoyé un gentil message me disant qu'elle se sentait déjà plus apaisée, qu'elle reprenait vie et était prête à donner la vie.

## *Histoire de la petite Sophie sage : colère d'être trop parfaite*

Sophie est une très belle femme de 29 ans, longiligne, intelligente, à la silhouette harmonieuse, vêtue d'une jolie robe légère très colorée ; son doux visage est encadré d'une chevelure blonde relevée en chignon.

Très intelligente, elle est bardée de diplômes. Elle est parfaite, trop parfaite même, dit-elle, ce qui la met en colère.

Pendant sa petite enfance, tout allait bien. À l'adolescence, puis pendant la préparation de son diplôme de commerce, elle était devenue anorexique. Heureusement, quelques séances de psychothérapie avaient suffi à la guérir.

Elle a trouvé un mari aimant, malheureusement leur couple a des difficultés à concevoir un enfant.

Son mari présentait une varicocèle qui le rendait stérile, et venait de s'en faire opérer. Malgré cela, le couple demeurait infertile.

Lors mon entretien avec cette jeune femme, je lui ai demandé si elle était sujette aux rêves : elle a indiqué qu'elle faisait en fait un rêve récurrent, toujours le même : elle rêvait d'une grande maison avec de multiples fenêtres qu'elle devait fermer une à une. C'était la course : ne pas arriver à fermer toutes ces fenêtres l'angoissait.

À quoi correspond ce rêve ? Sophie avait été une enfant sage, trop sage, veut-elle maintenant être une mère parfaite ?

Un enfant trop sage est un enfant insécurisé qui n'ose rien, qui reste à sa place.

Dans l'interprétation des rêves, la maison représente le moi, l'individu ; les fenêtres ouvrent sur le monde extérieur : elles symbolisent la communication. Sophie illustre, par ce rêve, son besoin de sécurité.

Lors de la séance d'acupuncture, je lui palpe tout d'abord les pouls : le pouls du foie est fort, il identifie souvent, sur un plan émotionnel, une frustration ou une colère. Cela m'amène à lui demander si elle a des colères, peut-être parce qu'elle en a assez d'être une petite fille sage ?

Relaxée, elle se sent très fatiguée, comme si elle ressentait un effet désagréable. Je la rassure, c'est juste une détente qu'elle ne s'offre jamais, un moment de pause, en paix avec elle-même.

Elle comprend maintenant que son besoin de sécurité la conduit à être toujours en état de veille, en tension permanente. Elle me confie que, même la nuit, cette insécurité permanente lui fait serrer les dents.

Elle comprend enfin ce rêve récurrent qui illustre son manque de sécurité et décide de le reprogrammer avec l'EFT, pour reconstruire un nid douillet, tranquille, pour l'enfant à venir.

Sophie la sagesse reprend confiance en elle pour accepter la FIV et ce futur bourgeon de vie qui épanouira son corps.

## *Clara la pureté : colère contre l'injustice*

Âgée de 32 ans, Clara, au visage de madone, aux attitudes religieuses, m'a été adressée par l'AFA (Association française d'acupuncture) pour que je l'aide dans son parcours de procréation. Sa démarche est silencieuse, ses gestes sont lents et délicats, ses mains se posent avec un grand respect sur les objets. Son regard est doux, elle me donne toute sa confiance.

Elle se sent déprimée, pleure pour un rien. Elle veut arrêter de travailler, et porte en elle une violente colère.

En attente de grossesse depuis maintenant trois ans, elle a consulté quatre gynécologues. Le problème est complexe car au sein du couple, chacun souffre d'une anomalie entraînant une hypofécondité :

Clara présente des désordres hormonaux : son hormone FSH, folliculo-stimuline, est très augmentée et il n'existe pas chez elle de plateau ovulatoire.

Son mari, quant à lui, présente un problème d'oligospermie (nombre insuffisant de spermatozoïdes dans le liquide séminal).

Il leur avait donc été proposé d'entreprendre prochainement une FIV, mais ensemble ils avaient décidé de se laisser le temps pour avoir peut-être la chance de devenir parents, tout naturellement.

Ils étaient venus me consulter pour que je les aide dans cette démarche.

J'ai commencé, comme d'habitude, la prise en charge par un entretien avec ma nouvelle patiente, à la recherche notamment d'une fracture émotionnelle : y avait-il eu chez elle des antécédents familiaux ?

Le passé était lourd : Clara savait que sa grand-mère puis sa mère avaient été abusées pendant leur jeunesse. Enfant, elle avait été victime d'attouchements de la part de son oncle, puis de deux voisins.

Dans cet état de malaise continuel, Clara a finalement fait une démarche pour réaliser un travail de psychothérapie qui l'a beaucoup aidée.

Elle était consciente que ce long passif d'abus sexuels perpétués dans la lignée (grand-mère, mère puis fille) expliquait peut-être le blocage hormonal qui entravait sa fertilité.

Très croyante, elle s'est réfugiée dans la prière, et c'est lors d'une retraite au Puy-en-Velay (session AGAPE) qu'elle a abandonné sa colère rentrée.

À son retour, elle a trouvé une tranquillité intérieure et une sérénité qui l'ont aidée pour son cheminement vers la FIV.

Elle se sentait confiante et est venue tout naturellement à ses séances d'acupuncture pour aider à sa procréation.

Les séances d'acupuncture ont consisté en la stimulation du méridien de la fécondité (*Tchong Mo*).

Des séances d'EFT l'ont aidée à s'épanouir dans son corps, dans sa sexualité et dans son couple.

C'est son mari, que j'avais également traité par acupuncture, qui est venu m'annoncer sa future paternité.

## Histoire de Fiona : colère contre sa mère qui a pris sa place

Quelquefois, l'enfant prend le rôle de sa mère pour se faire aimer d'elle et ainsi alléger ses souffrances. La mère prend la place de l'enfant, c'est ce qu'on appelle en psychologie la « parentification ». Il y a confusion des rôles mère/enfant.

Fiona est une jolie jeune femme de 30 ans qui essaye de préparer un bébé depuis un an. Bien que ce désir soit somme toute très récent, elle est assez perturbée par l'impatience de son mari qui l'inquiète et la stresse.

Elle vient me consulter avant d'entreprendre toute démarche de procréation.

Avant tout traitement, je m'enquiers de ses antécédents familiaux : elle n'a pas d'excellents souvenirs de sa petite enfance.

Parmi ses quatre frères et sœur, elle ne se rappelle pas qu'il y ait eu d'enfants heureux. Son père alcoolique était absent. Colérique, il demandait à ses enfants de prendre soin de leur mère fragile et de ne pas l'embêter.

Quand elle eut 12 ans, sa maman, âgée de 42 ans, fut de nouveau enceinte. Dans la famille, le maître mot fut alors : *il faut ménager ta maman pendant sa grossesse : sois gentille, sois calme, ne l'énerve pas.* Elle vécut la naissance de son petit frère comme celle de son propre fils.

Au cours de ma consultation, Fiona m'a décrit un rêve qu'elle avait fait et qui la troublait :

Elle se voyait enceinte, avec un gros ventre, dans l'appartement familial de son enfance, se reposant dans le lit de ses parents où ceux-ci étaient eux-mêmes allongés. Ce rêve l'inquiétait.

L'analyse de ce rêve grâce à une psychologue a pu révéler un problème œdipien : chez cette jeune femme, il y avait confusion entre le frère et le fils, c'était comme si elle avait accouché d'un enfant qui serait non pas son propre fils mais en réalité son frère : elle avait pris le rôle de sa propre mère.

La thérapeutique consista en des séances d'acupuncture destinées à la tranquilliser, associées à une séance d'EFT qui l'a aidée à reprogrammer l'histoire de sa maman enceinte, objet de son stress, pour accepter une future grossesse qui sera bien la sienne.

Elle a pu libérer la colère contre sa mère (« ne l'énerve pas, ne la dérange pas »).

Un accompagnement psychothérapique l'a également beaucoup aidée.

J'ai appris sa grossesse par une de ses amies, qu'elle m'avait adressée à son tour.

## La tristesse, organe poumon

Dans le cas du deuil précoce, dans la tendre enfance, d'un proche, un frère ou une sœur, l'enfant peut porter inconsciemment en lui la tristesse de toute sa famille. La crainte, là aussi, de reproduire les mêmes drames et la même tristesse pour son futur enfant conduit la jeune femme à un refus de grossesse.

### *Histoire d'Anémone : « Je m'interdis la joie d'une grossesse »*

Anémone arrive au cabinet, lasse. Elle essaie d'avoir un enfant depuis un an, sans succès. Son joli corps frêle se plie sous la fatigue, elle présente des douleurs du dos. Son regard bleu pâle fixe le sol.

Un peu dépressive, elle a fait un court travail de psychothérapie.

Elle se sent triste : pourquoi ne peut-elle pas être enceinte ?

Dans sa famille, elle était la sœur aînée de cinq enfants. Son enfance s'était déroulée paisiblement, jusqu'au décès de son père, perdu précocement d'un traumatisme crânien. Sa mère, très occupée par la gestion de tous ses enfants, n'était pas très facile à vivre. Le maître mot dans la maison était : « Laisse maman tranquille. » La petite Anémone était devenue une enfant triste.

Quand je lui demandai si elle s'imaginait se voir enceinte, et acceptait la transformation de son corps, elle me répondit qu'elle était en réalité incapable de s'imaginer tout cela.

Avant toute séance d'acupuncture, il m'a fallu utiliser l'EFT afin de reprogrammer pour cette jeune femme l'histoire de « la petite Anémone triste, qui lui pourrit la vie ». La guérison de l'enfant intérieur a permis de guérir sa blessure pour accéder à la maternité.

À la fin de la séance, sa tristesse est tombée. La femme et mère future se sont réveillées en elle.

## Stérilité post IVG

L'interruption volontaire de grossesse n'est pas un geste anodin pour la femme.

Il peut entraîner un traumatisme d'ordre physique mais également psychique, générant une dépression qui peut être à l'origine d'une stérilité secondaire.

Il a fallu attendre la loi Veil en 1975 pour que la femme puisse bénéficier des soins d'IVG. Avant cette date, la femme pratiquait cet acte dans l'illégalité, en secret et dans l'insécurité, portant sur elle le poids de sa culpabilité entretenu par notre culture judéo-chrétienne.

Même si maintenant nous pouvons réaliser une IVG en libre choix, cela reste une épreuve, un traumatisme caché qui ne se partage pas, en somme inavouable. On tue une vie en soi, on en est responsable, on est sali. Il se crée ainsi une grande névrose d'abandon, d'isolement, d'humiliation et bien sûr de culpabilité.

Une jeune femme qui n'a pas fait le deuil du passage du fœtus dans son ventre peut souffrir parfois de stérilité secondaire. Les IVG sont souvent ressenties comme des grossesses non abouties, sources de souffrance inconsciente, une spoliation, un traumatisme de manque et de deuil. Ce deuil non exprimé, enfoui dans l'inconscient nécessite parfois beaucoup de temps avant que la femme puisse s'autoriser à y accéder, à faire une introspection sur ce passé douloureux.

Avec l'aide d'un médecin attentif ou d'une psychothérapeute à l'écoute bienveillante, le fait de révéler cet acte, de le mettre en lumière apporte un premier soulagement à la patiente pour accéder au deuil. Femmes médecins, nous sommes plus à même de comprendre ces problèmes, la relation de confiance s'établit plus facilement.

Les médecines orientales peuvent être d'un grand secours dans ce contexte.

L'acupuncture est intéressante par son travail sur le yin et le yang, le visible et l'invisible. Ce début de vie qui passe dans le ventre de la maman est invisible. Elle le ressent par des changements dans son corps mais ne le voit pas. Les points de type « piqûre en poils » travaillent sur cette mémoire de la peau, de la chair puisque cette vie est passée dans sa chair.

Dans une grande conscience de ce deuil silencieux, respectueux de la personne absente décédée, le médecin demande à la patiente de rejeter avec son souffle sa tristesse. Un silence s'impose pour lui laisser le temps de se retrouver dans un apaisement.

La visualisation est intéressante pour se libérer du lien de cet enfant qui passe et permettre à la future maman d'être de nouveau féconde. Elle accompagne le souffle de la patiente avec des couleurs, des odeurs permettant d'évacuer la tristesse. Les Chinois parlent de souffle de cendres grises à odeur de feu de cheminée.

La guérison de la mémoire de ce toucher permet de faire le deuil d'un être vivant.

En pratiquant ce traitement sur ces femmes en détresse après l'IVG, alors que celles-ci n'ont que la mémoire du passage d'une vie à l'intérieur de leur ventre, elles vont reconnaître, nommer l'enfant de passage par un prénom qu'elles n'utiliseront plus jamais après pour un autre bébé ; la pratique de ces points d'acupuncture aide ces femmes à laisser la place à un nouvel enfant.

## *Témoignage d'un confrère*

Un de mes confrères m'a apporté un merveilleux témoignage, nous nous étions rencontrés lors d'un congrès d'acupuncture dont l'un des principaux sujets était la dépression post-IVG. Après avoir participé à cette session, il m'a raconté que le dimanche précédent, il était invité chez des amis très proches, dont la fille aînée, Marie, est interne en médecine à Lyon. Comme elle était très fatiguée, sa maman lui avait demandé de la traiter. Il aime beaucoup Marie qu'il a eue en stage une semaine dans son cabinet, et chez qui il a apprécié un professionnalisme mêlé à une belle joie de vivre.

Étonné de cette tristesse inhabituelle, il a pris un moment pour l'écouter et, en bon acupuncteur, lui palper ses pouls. À la palpation du point « Wu Yi », point des traumatismes, elle ressentit une vive douleur. Il lui a alors demandé si elle ne portait pas en elle une douloureuse histoire de séparation, de deuil.

Marie, qui a une grande confiance en lui, lui a alors confié qu'elle venait de réaliser que cela faisait maintenant un an juste jour pour jour qu'elle avait été amenée à pratiquer une IVG.

La coïncidence entre cette brusque lassitude et la date anniversaire de cette IVG est-elle le fruit du hasard ?

Ce témoignage de mon confrère m'a fait prendre conscience qu'un traumatisme intense et de courte durée pouvait être occulté mais laisser une mémoire qui se manifeste chaque année à la date anniversaire par une douleur psychologique qui peut être importante. C'est ce que la psychologie transgénérationnelle nomme le « syndrome anniversaire ».

### *Exemple d'Anaïs, la muette*

Cette jeune femme longiligne, fine, avec une petite poitrine, était venue me consulter pour des migraines. Professeur de lettres et de philosophie, étonnamment, elle n'entendait rien à la psychothérapie.

Elle était intériorisée, peu bavarde. Ses bras repliés sur son nombril comme pour le réchauffer, elle se déshabilla avec méfiance.

Allongée sur le lit d'examen, elle me présentait un corps juvénile, protégé par un drap de soie.

En le retirant, j'avais découvert un corps mutilé par de multiples scarifications, bizarrement portées sur les méridiens d'acupuncture du foie, sous les seins.

En médecine chinoise, ces méridiens correspondent aux émotions de colère et de frustration.

Que s'était-il passé ?

Elle m'avait expliqué que ces cicatrices étaient le souvenir de son adolescence perturbée. Elle s'était fermée et se protégeait. Il n'y avait pas de discussion possible.

Cette jeune femme exprimait sa colère rentrée par des automutilations, mais derrière cette colère rentrée était cachée une infinie tristesse.

Trois ans plus tard, elle est revenue me consulter à mon cabinet : elle s'était mariée et désirait un enfant.

La discussion était toujours très difficile, cette jeune femme était muette, aucune communication n'était possible.

Pour stimuler sa fertilité, je pratiquais les points d'acupuncture sur le méridien de fertilité.

Quatre mois après, elle est revenue me voir ; elle était enceinte mais désespérée, prête à avorter, tant sa grossesse était difficile à porter. Elle était très handicapée par des vomissements incoercibles.

Elle avait consulté tous les médecins possibles, néanmoins les vomissements persistaient et elle voulait abandonner cette grossesse.

Elle s'est enfin ouverte à un dialogue avec moi, et m'a dévoilé ses souffrances de petite fille.

Enfant, elle avait subi un père autoritaire, religieux, sectaire, normatif, culpabilisant.

Dans sa famille, elle n'avait pas de droit à la parole, et surtout pas de droit à l'expression de sa féminité ; à l'adolescence, elle portait des sous-vêtements enfantins de type « Petit Bateau ».

Comme elle était claire avec ses souffrances d'adolescente, ses vomissements incoercibles et son mal-être devaient être liés à une autre souffrance émotionnelle.

Elle m'a livré son secret : elle avait déjà été enceinte et avait dû se faire avorter dans des conditions qu'elle ne voulait pas dévoiler. Elle ne se l'était jamais pardonnée du fait du carcan religieux familial.

Ces éléments m'ont amenée à pratiquer pour elle ce que l'on appelle les points du deuil en acupuncture.

J'ai également utilisé la « visualisation »afin de lui permettre de faire le deuil de cet enfant perdu et ainsi faire la place à l'enfant présent pour qu'il puisse se développer.

Cette technique consiste à couper le lien entre la patiente et l'objet de sa souffrance. Cette jeune patiente a pu enfin identifier le petit être qui est passé brièvement dans son corps et lui donner un nom : Anaïs. Le fait de nommer l'enfant de passage a permis d'en faire une réalité pour accéder au deuil.

Peu après, j'ai vu arriver à ma consultation une jeune maman transformée, apaisée pour continuer sa grossesse.

## Joie excessive, organe cœur

La joie en excès peut masquer des émotions désespérantes !

Les plus grands comiques sont souvent de grands dépressifs (clown triste).

L'image du clown est celle d'un grand sourire sur son maquillage, d'une belle truffe rouge sur le bout de son nez. En Chine, le nez est l'expression du cœur, donc de la joie et de l'amour.

Que peuvent cacher la joie et le rire en excès ?

### *Témoignage d'Annabelle, désespérément joyeuse*

Annabelle est une patiente qui est venue consulter pour une stérilité sans cause apparente.

Elle est vive dans ses mouvements, elle fume beaucoup, bouge beaucoup, vit dans une joie, un sourire permanent. Son regard est plein d'éclat, ses mains se posent dans ses cheveux dans un joli mouvement de nuque, sa voix joyeuse est haute et légère.

Ce comportement intrigue, il est très loin des états de repli que l'on rencontre habituellement chez nos patientes en quête de fécondité.

Annabelle a très rapidement livré son secret :

Quand sa maman était enceinte d'elle, celle-ci a perdu dans un accident de voiture son frère, sa belle-sœur et leur fils aîné. Elle a pris en charge le second fils, qui n'était pas dans la voiture lors de l'accident, et l'a donc élevé avec Annabelle.

La tendre enfance d'Annabelle a donc été marquée par une grande tristesse familiale. Pendant toute cette enfance, elle s'est évertuée à montrer qu'elle existait, dans un comportement de vie, de mouvements, de rires, de recherche de communication : elle essayait de chasser la tristesse qui régnait autour d'elle.

Nous avons pu en parler lors de nos entretiens, ce qui l'a beaucoup aidée. Elle a pu expliquer tout cela à son cousin qui lui est très proche, et qui ne connaissait que très peu cette histoire. Ceci l'a libérée.

Annabelle a arrêté la cigarette avec l'aide de l'acupuncture.

Elle restait malgré tout toujours stérile, car tout n'était pas réglé : malgré tous ses efforts, Annabelle n'avait jamais pu communiquer avec sa mère, qui souffrait à présent d'un cancer dont elle ne parlait pas.

Cette absence de communication était pour la jeune femme une grande souffrance. Après l'une de nos consultations, Annabelle a décidé d'expliquer à sa mère comment son comportement toujours joyeux masquait sa tristesse, ses carences affectives. Elle lui a confié sa propre souffrance de ne pas pouvoir partager le secret de son cancer. Sa maman s'est mise à pleurer, et a alors accepté l'aide de sa fille pour l'accompagner au cours de sa maladie.

Peu après s'être mise en connivence avec sa mère dans ce travail de réparation, elle a connu la joie d'être enceinte.

Elle m'a annoncé l'heureux événement dans ce joli texto :

> Vous connaissez déjà le plaisir de partager ce merveilleux moment. Ce matin, une petite merveille est venue illuminer le jaune d'or des feuilles d'automne. Lucas est né à 8 h 40. Dès le premier jour de sa vie, Lucas éclaire tout ce qu'il entoure. Ce petit homme colorie pour toujours mon cœur des couleurs automnales. Il prolonge tout simplement l'été indien...

## Rumination, organe rate

La stérilité est une épreuve difficile qui amène de nombreuses interrogations : « Je ne vais pas y arriver, ce n'est pas juste, pourquoi moi ? »

Cette épreuve n'est-elle pas plutôt l'occasion de se remettre en question ? *Qu'est-ce qui fait sens dans ma vie ? Quelle est ma créativité ?* Cette attente de bébé est-elle seulement là pour combler un vide ou pour être simplement dans la normalité par rapport à son entourage ?

Dans tous les cas précédemment cités, nous retrouvons cette pensée obsédante, celle de la course au bébé.

Cette obsession, « rumination », comme l'ont qualifiée les Chinois, peut entraîner un comportement compulsif oral : consommation excessive de tabac, de sucre, etc. On peut faire un parallèle entre ce besoin de remplir son ventre par une attitude boulimique, et celui de se sentir emplie par un futur bébé.

L'acupuncture est reconnue comme une grande aide, son efficacité dans tous les comportements d'addiction est bien établie. En médecine traditionnelle chinoise, la rate concerne l'oralité. (Au stade oral, l'enfant met l'objet à la bouche pour le reconnaître.)

C'est pourquoi, dans les situations de pensée obsédante ou d'addiction, nous sommes toujours amenés à rééquilibrer l'organe rate sur le plan énergétique.

C

# Femmes vues en accompagnement médical après bilan de stérilité

## Préparation de FIV

La contraception, alliée aux études universitaires prolongées (peu compatibles avec grossesse et maternité), les nouvelles données économiques et sociales dans cette vie de plus en plus difficile ont notablement reculé l'âge de la première grossesse, parfois très tardive, à un âge où la fertilité est moindre.

Ce désir de grossesse tardif est alors plus difficilement exaucé.

C'est ce qui a multiplié les recours à la procréation médicale assistée dont les techniques ont fait des progrès considérables : elles permettent de concevoir une grossesse pour des femmes qui, il y a encore vingt ans, n'avaient aucun espoir de pouvoir mettre au monde un enfant.

Néanmoins, il s'agit de traitements lourds, demandant beaucoup de courage et de disponibilité aux jeunes femmes concernées.

Les attentes sont longues dans les services hospitaliers, publics ou privés, ce qui entame le moral des plus opiniâtres.

Ces traitements sont très onéreux et complexes à réaliser. Ils sont source d'inconfort psychologique, de moindre disponibilité dans la vie privée, et d'absentéisme dans la vie professionnelle. Une grande partie de l'emploi du temps de la future maman est occupée par les rendez-vous hospitaliers et les traitements, notamment hormonaux.

Si la technicité dans ce contexte est extraordinaire, la prise en charge psychoaffective des couples infertiles reste insuffisante.

Souvent, la patiente venant consulter a déjà derrière elle un long passé de recherche de maternité et a déjà été prise en charge par un confrère gynécologue, voire une équipe spécialisée en vue d'une procréation médicale assistée.

L'acupuncture et les autres traitements associés peuvent dans ces cas faciliter cette prise en charge souvent contraignante et faciliter le cheminement vers la maternité. L'acupuncture a montré son efficacité dans ce domaine, notamment quand il s'agit de déstresser les futurs parents : elle permet d'ôter le blocage émotionnel, de lever les barrages énergétiques, d'aider la nidation de l'embryon dans l'utérus et de renforcer la confiance en soi au sein du couple.

Une étude a été publiée en 2008 dans le *British Medical Journal*[1], menée chez 1366 femmes ayant bénéficié d'une fécondation in vitro et, pour certaines d'entre elles, de séances d'acupuncture appropriées, effectuées avant la ponction d'ovocytes, puis après la fécondation. Il a été démontré que l'acupuncture augmenterait de 65 % les chances d'être enceinte.

J'ai voulu, en exposant les témoignages de certaines de mes patientes impliquées dans une PMA, montrer que le simple geste technique ne suffit pas, mais que la compréhension des conditions dans lesquelles une grossesse est désirée était indispensable, tant pour une meilleure acceptation des contraintes d'une telle prise en charge que pour une clarification de la véracité du désir de maternité. L'accès à cette prise de conscience peut être encadré par une prise en charge acupuncturale adaptée.

1. Manheimer, E., Z. G., Udoff, L., Haramati, A., Langenberg, P., Berman, Bm., Bouter, Lm. (2008 Mar. 8), « Effects of Acupuncture on Rates of Pregnancy and Live Birth Among Women Undergoing in Vitro Fertilisation: Systematic Review and Meta-Analysis », *Bmj* 336(7643): :545-549.

## Inversions parentales

Il peut arriver qu'au moment où un jeune couple fait son nid, le père ou la mère des futurs parents vienne prendre la place du bébé et compliquer par cette présence non souhaitée une situation déjà difficile.

Les deux exemples qui suivent illustrent bien ce phénomène.

### Inversion maternelle

#### *Histoire de la jolie Colombienne : mère encombrante*

Léandra, plantureuse Sud-Américaine, vient me consulter pour une prise en charge dans le cadre d'une FIV.

Âgée de 40 ans, elle ne présente pas de problème particulier si ce n'est une baisse de la fertilité, compte tenu de son âge : ses ovocytes étant logiquement de moins bonne qualité.

Le principal obstacle vient de son mari, sous la forme d'une tératospermie – c'est-à-dire une grande proportion de spermatozoïdes anormaux. Cette anomalie rend impossible une fécondation naturelle, et a amené à envisager une fécondation in vitro.

Léandra me livre son histoire familiale : sa mère, colombienne, a toujours dépendu de son entourage. Elle a même inversé son rôle de mère, ce n'était plus elle qui protégeait sa progéniture, mais ses propres enfants qui prenaient soin d'elle.

Pour s'échapper de cette contrainte, Léandra a fui son milieu familial et s'est installée en France.

Depuis la Colombie, sa mère continue néanmoins à la culpabiliser à chaque appel téléphonique ; elle se libère sur sa fille de ses problèmes, entretenant ainsi le lien d'inversion maternel. Léandra lui verse en outre une petite rente mensuelle qui fait perdurer cette dépendance matérielle de la mère vis-à-vis de sa fille.

Sa maman voit d'un mauvais œil cette future grossesse, elle se sent en rivalité avec un enfant à venir qui pourrait la concurrencer. Elle ne veut pas devenir grand-mère ; elle pense que si sa fille a un enfant, elle n'aura plus assez d'argent pour elle, et le confirme dans des rêves qui mettent en jeu sa fille et son gendre et où ils se séparent.

Consciente de ce problème, Léandra suit une psychothérapie. Nous décidons ensemble, dès la première consultation, de couper le lien maternel sur un mode virtuel, imaginaire et symbolique en utilisant la visualisation.

Le traitement consiste à visualiser un lien qui relie la mère à la jeune femme, et qui correspond dans sa vie à sa tristesse, à sa culpabilité, à la dépendance financière de sa mère.

Elle visualise ce lien à sa droite comme une artère rouge, avec une odeur de sang. Et c'est sans difficulté qu'elle coupe le lien en état hypnotique.

La tentative de FIV s'étant malheureusement soldée par un échec, son mari devenant las de ce parcours difficile et son couple se mettant en péril, Léandra a décidé de faire une demande d'adoption qui est en cours.

Elle m'en a informée par téléphone : elle était calme et soulagée.

### Inversion paternelle

Il s'agit cette fois d'une jeune maman en cours de préparation d'une FIV, et qui est obligée de s'occuper de son père qui a refait surface après une absence de dix ans.

Ce père déjà absent dans son enfance, alcoolique, divorcé, est parti vivre avec une femme en Normandie. À cause de son alcoolisme grave, celle-ci l'a quitté, il s'est retrouvé sans abri.

La jeune femme s'est sentie responsable, et fait face au devoir de secourir son père.

Elle passe beaucoup de temps à lui trouver un logement, des aides financières, ce qui l'épuise. Elle arrive à ma consultation dans un grand état de fatigue, d'asthénie, me demandant de l'aide.

La prise en charge de cette patiente n'a pas été difficile, car elle était déjà très consciente du phénomène de l'inversion parentale. Elle décide de s'accorder du temps, de pratiquer le Qi Gong. Avec l'acupuncture, après deux mois, ses règles se stabilisent, elle est prête à accéder à la FIV.

## Alerte à l'horloge biologique

Il est connu qu'à partir de 38 ans, la fertilité d'une femme s'épuise, et que le temps est compté si l'on veut mettre en route une grossesse. Ce que les gynécologues appellent « l'alerte sur l'horloge biologique ». Cette période constitue bien souvent un stress important, avec la course à l'acte amoureux pour mettre en route cet enfant et puis rapidement le recours à la FIV avec ses contraintes.

### *Histoire de Geneviève : absolument mère pour le plaisir du deuxième mari*

Geneviève, âgée de 44 ans, est épuisée, déprimée. Elle vient me consulter car elle est très désireuse d'une FIV, mais en France comme dans beaucoup d'autres pays européens, l'âge limite pour la prise en charge d'une FIV est de l'ordre de 42 ans. Découragée par la médecine occidentale qui lui conseille d'abandonner le projet d'enfanter compte tenu de son âge, il lui reste la possibilité de partir en Espagne ou dans un autre pays pour réaliser une FIV avec don d'ovocytes à ses propres frais.

Mariée une première fois, mère de deux enfants déjà grands (12 et 18 ans), divorcée, elle a rencontré son deuxième mari plus jeune qu'elle. Celui-ci n'a pas d'enfant et en désire ardemment. Par amour pour lui, elle tente de mettre en route une grossesse qui n'arrive pas. La stimulation ovarienne par traitements hormonaux l'épuise.

Aidée par l'acupuncture qui crée un climat de détente, elle prend conscience que ce désir d'enfanter n'est pas le sien, mais uniquement celui de son mari.

Après de nombreux soupirs, le fait d'exprimer ce qu'elle vient de comprendre la soulage et elle décide d'arrêter là ce qui est devenu pour elle une torture.

## Femme carriériste hyperactive

### *Exemple de Mélissa : un enfant serait un obstacle*

L'enfant peut être vécu comme un rival qui empêche la carrière, nuit à la relation de couple.

Mélissa est une femme hyperactive, sportive, âgée de 40 ans, directrice d'une entreprise multinationale en Asie et maintenant en Amérique du Sud.

Désirant un enfant, elle prend conscience que l'horloge biologique la presse. Après un an de tentative de grossesse, compte tenu de son âge, les médecins ont décidé de recourir directement à la fécondation in vitro. Elle fait une pause dans son travail pour venir en France préparer une FIV.

Chez une femme hyperactive comme elle, on peut se demander si elle souhaite vraiment un enfant.

En parlant tranquillement avec moi, Mélissa finit par se rendre compte que ce qui l'a séduite dans la grossesse, c'est le plaisir de rendre son mari papa, mais elle ne souhaite pas vraiment une maternité et ne se voit pas enceinte.

Je lui propose de pratiquer le Qi Gong, afin qu'elle prenne le temps, qu'elle respire pour se préparer à accueillir un bébé, au lieu d'être dans le faire, à courir perpétuellement après le futur.

Cette expérience ne lui parle pas, elle ne comprend pas. Elle ne passera qu'une fois au cabinet et je ne la reverrai pas.

## *Alexandra, femme d'affaires : « À quoi sert ma prospérité ? »*

Alexandra est âgée de 43 ans ; elle est directrice financière, la poignée de main ferme, volontaire, le langage franc et direct. Elle fait un peu garçon manqué avec sa petite poitrine et son pantalon noir strict.

Elle vient me consulter pour mettre toutes les chances de son côté : une FIV est programmée.

Cela fait deux ans qu'elle essaye de mettre en route un bébé sans succès.

Son mari ne présente aucun problème de fertilité, il est déjà père de trois enfants.

Compte tenu de son âge, un traitement d'ajustement hormonal a été institué. Elle n'est toujours pas enceinte et le bilan médical a mis en évidence un problème d'acidité de la glaire cervicale et une qualité médiocre de ses ovocytes due à son âge. C'est pourquoi il lui faut envisager une FIV.

Existe-t-il un facteur psychologique ?

Le choc du décès de son père cinq ans plus tôt l'a conduite à pratiquer un travail psychothérapique qui lui a apporté un éclairage différent sur la façon de mener sa vie.

Ce décès l'a amenée à se poser plusieurs questions :

*À quoi sert tout l'argent que mon père m'a légué ?*

*À quoi sert l'argent acquis à la force du poignet si je n'ai pas à mon tour d'héritier à qui le transmettre ?*

*À quoi correspond mon comportement masculin ?*

Elle se souvient que dans son enfance, sa mère lui disait que, quand on était maman, on n'était qu'une citoyenne secondaire, sans compte en banque, sans rôle important dans la vie. N'étant « qu'une fille », elle n'avait pas d'importance aux yeux de sa mère par rapport à ses frères.

Elle comprend maintenant son comportement masculin et son hyperactivité professionnelle, son indépendance financière, sa course à la liberté, notamment sentimentale, qui ont pu favoriser une infertilité sur un mode défensif.

Elle est aujourd'hui dégagée de toute frustration puisqu'elle a connu une vie de totale liberté.

« Après vingt ans de vie indépendante, de voyages dans le monde entier, je suis enfin prête à assurer la vie d'un bébé. L'homme que j'ai choisi m'apporte un autre regard sur la famille nombreuse avec ses trois enfants que je vois régulièrement. »

Pour elle, l'acupuncture sur le méridien *Chongmo* est adaptée.

Lors de la séance, elle ressent particulièrement ces points, ce qui la conforte dans le déblocage de ses énergies.

## Mère infantile

### *Exemple de Christine : pourquoi être adulte ?*

Quelquefois, la tendance à vouloir rester enfant (l'enfant de sa maman, l'enfant de son mari) conduit à l'infertilité.

Christine est souriante, ronde, bien en chair, prête à attendre le merveilleux événement qui n'arrive pas. Elle a déjà tenté une FIV sans succès et souhaite que je la prépare à une deuxième tentative.

Nous évoquons ses souvenirs d'enfance : elle me dit avoir eu la meilleure enfance du monde, elle continue d'ailleurs à garder à l'âge adulte ses mimiques, ses expressions d'enfant.

Après réflexion, à notre troisième consultation, elle finit par m'avouer qu'en réalité il y avait quand même des inquiétudes familiales dans sa petite enfance : ses parents la surprotégeaient en lui faisant croire que tout allait bien, même quand ils avaient de graves ennuis. Elle n'était pas dupe, et se rendait compte des problèmes quotidiens qui lui étaient épargnés.

Ces souvenirs avaient ancré en elle des croyances : quand tout va bien, ce n'est peut-être que l'apparence, tout peut aller mal en réalité.

Ce doute l'a conduite à un stress d'insécurité permanent, alors qu'elle bénéficie d'une vie de rêve auprès d'un mari aimant. Elle pense toujours que le pire risque d'arriver. Se projeter dans l'avenir est une grande angoisse. Elle a envie de cette grossesse mais en a une grande peur, un tel grand bonheur ne peut-il pas cacher un grand malheur ?

Elle prend conscience de ce handicap.

L'EFT va l'aider à changer ses croyances en reprogrammant le scénario :

*Quand tout va bien, tout va mal.*

*Si je reste enfant, il n'y a pas d'autre enfant possible à part moi.*

*Je suis incapable d'élever un enfant.*

Ces peurs dépassées, reprogrammées, lui permettront d'accéder à une grossesse heureuse.

## Stérilité post MST

### *La petite Elsa : cascade de problèmes*

Elsa vient me voir au cabinet une première fois en 2004 pour un désir d'enfant dans son couple amoureux. Elle présente malheureusement une sténose des trompes liée à une MST, qui la rend définitivement stérile. Je lui propose de programmer une FIV. Réticente, elle prend la décision de faire une préparation psychologique avant toute tentative de FIV.

Elle revient au cabinet six ans plus tard.

Elle a décidé d'entreprendre sa première FIV en accompagnement avec l'acupuncture.

Le travail psychothérapique qu'elle avait réalisé lui a montré que parmi ses traumatismes, c'est l'IVG qu'elle a pratiquée à l'âge de 15 ans qui est le plus douloureux.

Amoureuse d'un garçon de 19 ans, elle est tombée enceinte à l'âge de 15 ans et a été contrainte d'avorter. Sa grossesse, évaluée à un mois, n'était en fait que de deux semaines seulement. Elle a beaucoup souffert de cet acte réalisé sans anesthésie, de la dureté des médecins qui l'avaient pratiqué, de l'absence d'accompagnement psychologique en ces moments-là.

Au décours de cette IVG, sa vie chaotique lui a apporté une cohorte de maladies sexuellement transmissibles : herpès, Chlamydia, papillomavirus, jusqu'à la salpingite qui l'a rendue stérile.

En revenant sur cette IVG douloureuse, je lui demande son émotion actuelle quand elle se souvient de cette histoire. Comment peut-elle appeler cette histoire douloureuse ?

Actuellement, elle ressent encore dans son corps l'impression d'être aspirée de ses organes, douloureusement.

Le traitement consistera à reprogrammer l'histoire IVG qu'elle intitulera : « aspiration douloureuse pour laisser place au nouvel enfant » qu'elle désire. Elle nommera l'enfant de passage et, avec l'aide de la visualisation, coupera le lien avec cet enfant pour en faire le deuil.

À la sortie du cabinet, elle se sent libérée, légère et prête à préparer la FIV.

## Acharnement thérapeutique

### *Témoignage de Fabienne : « J'ai voulu sauver mon mari »*

Fabienne est une patiente âgée de 42 ans seulement, elle souhaite une maternité mais elle a été étiquetée « ménopausée » en juillet 2009.

Ce diagnostic contre-indiquant toute procréation en France, Fabienne s'est tournée vers une prise en charge en Espagne, où les lois sont différentes et où la FIV peut lui être proposée.

En Espagne, elle reçoit un traitement hormonal substitutif à haute dose pour préparer l'endomètre à la nidation.

Après échec d'une première FIV effectuée en décembre 2009, elle doit effectuer la seconde et dernière FIV au printemps 2010.

Elle vient alors me consulter pour que je l'aide dans cette dernière tentative.

Fabienne est très fatiguée par les multiples voyages et la lourdeur du traitement : sa peau est très sèche, elle a pris 12 kilos.

Elle veut tenter sa dernière chance avec l'aide de l'acupuncture avant d'abandonner, compte tenu de la lourdeur et du coût de ces traitements.

Malheureusement, c'est un nouvel échec, et Fabienne n'est finalement pas déçue de l'absence de résultats de ce dernier traitement.

Le traitement de drainage que je lui ai prescrit lors de la dernière consultation lui a fait perdre quelques kilos. Cette perte de poids lui a redonné confiance dans son corps, qu'elle ressent plus léger. Elle a repris le sport. Son moral est meilleur, elle se sent soulagée, apaisée de ne plus avoir à lutter.

Reste tout de même pour elle un dilemme : pour préparer la FIV, deux embryons fécondés in vitro sont restés à Madrid : que deviendront-ils ?

Elle prend le temps de se retrouver, de se recentrer. Elle reviendra me voir quand elle aura choisi de faire le deuil de ces embryons.

Ces embryons fécondés que l'on n'utilisera pas posent en effet un problème éthique pour l'équipe médicale (doit-on les garder ? Combien de temps ? Peut-on les détruire ?) et psychologique pour la femme qui sait qu'il existe pour elle des enfants potentiels qu'il va falloir oublier.

Six mois plus tard, Fabienne est revenue me consulter pour que je l'aide à faire le deuil de ses FIV. Une aide psychothérapique lui avait fait prendre conscience que son désir d'enfant était un leurre. Elle avait en fait désiré cette grossesse pour sauver son mari de sa dépression. Elle avait pensé le guérir en amenant une petite vie au sein de la famille.

## Croyance limitante

Les croyances sont des éléments que nous croyons véridiques dans notre propre réalité. Vraies ou fausses, elles ont une influence très importante sur nous, et se perpétuent souvent à travers les générations.

C'est l'histoire du mari qui s'étonnait que son épouse ait pour habitude, chaque fois qu'elle cuisait un rôti, de le couper par ses deux extrémités. Son épouse lui avait expliqué qu'elle faisait comme sa maman, et sa grand-mère avant elle. Allant un jour rendre visite à celle-ci dans sa maison de retraite, ils lui demandèrent la raison de cette habitude. Celle-ci leur répondit tout simplement que quand elle était jeune mariée, son couple était très pauvre et ne possédait qu'une seule casserole. Il était donc nécessaire de couper le rôti aux deux bouts pour le faire rentrer dans la casserole. Le mystère était élucidé !

Cette petite histoire montre bien comment s'installent ces schémas inconscients qui organisent notre quotidien et se perpétuent. Qu'il s'agisse de messages religieux, de dictons, de ces injonctions que nos parents nous donnent dans notre tendre enfance : *dépêche-toi, sois sage, etc.*, déjà perpétués par leurs propres parents. Ne dit-on pas d'ailleurs d'un enfant qu'il est coléreux comme son grand-père l'était ? Ces croyances peuvent se répéter indéfiniment.

Il existe heureusement des croyances aidantes : croyances en l'au-delà, au Père Noël.

Longtemps je me suis demandé comment gérer pour ma fille le mensonge de la belle histoire du Père Noël.

Une de mes patientes âgées m'avait raconté à ce sujet qu'elle avait ressenti des décennies plus tard une forte colère à l'encontre de ses parents qui lui avaient fait croire au Père Noël. Cela m'avait émue et inquiétée. Comment en parler à mon enfant sans qu'elle ne m'en veuille plus tard ?

J'avais alors décidé de croire aussi au Père Noël en même temps que mon enfant. Nous avons partagé ces moments ensemble, en pensant qu'il existait peut-être, peut-être pas, et que ce n'était pas si grave, car comme c'était bon de penser à lui et de l'attendre avec ses cadeaux la veille de Noël !

Mais il existe aussi des croyances limitantes :

Elles peuvent être, comme toutes les croyances, justifiées ou non.

« Si je me baigne aussitôt après déjeuner, je risque de faire une *hydrocution* et de me noyer. » Était-il bien nécessaire d'imposer une interdiction contraignante pour un enfant qui ne rêvait que de baignades pendant ses vacances, lorsqu'on sait maintenant que cette croyance n'était absolument pas justifiée ?

Au sujet de la fécondité, un dicton qui peut paraître banal s'est vu transmettre dans de nombreuses familles : *Quand un ancien part, une naissance arrive.* Si ce dicton n'est en aucun cas justifié, il peut induire un blocage psychologique : on peut se demander ce qui se passe dans l'inconscient d'une jeune femme qui attend un enfant lorsqu'un deuil survient dans sa famille, peut-elle se sentir responsable de la mort de l'ancien ? Cette culpabilité peut-elle freiner une maternité ? Les croyances familiales limitantes peuvent-elles agir sur la procréation ?

## *Mme Lopes : faut-il croire à n'importe quoi ?*

Mme Helena Lopes est une jeune femme d'origine espagnole âgée de 29 ans.

Elle est venue me consulter pour que je l'aide à préparer la première FIV, qui a malheureusement échoué.

Helena m'explique combien elle est déçue : la venue de ce bébé était vécue comme celle du Messie. À la mort de sa grand-mère,

Helena et sa mère ont pensé qu'un bébé devait arriver, puisqu'un dicton dit qu'au décès d'un ancien, arrive un nouveau-né. Pour conjurer cet échec, sa mère s'est mise à souhaiter la mort de la mère de son mari, vieille femme démente qui vit chez elle et lui gâche la vie. Elle souhaiterait sa mort pour qu'Helena puisse tomber enceinte.

Se rendant compte du caractère sordide d'une telle pensée, elle a fait une dépression et est venue me consulter à son tour pour que je la libère de ces néfastes pensées.

J'ai finalement dû m'occuper de la fille et de sa mère dans ce cheminement vers la maternité !

N'aimant pas l'acupuncture, sa mère a préféré travailler son champ émotionnel avec l'EFT. Elle a pu exprimer sa colère, son dégoût pour elle-même et s'en libérer.

Nous avons reprogrammé son histoire : si ma propre belle-mère est vivante, il ne peut y avoir de naissance.

## Que dois-je changer dans ma vie ?

***Histoire de Sandra :***
***« Si j'arrêtais de tout maîtriser dans ma vie ? »***

Je reçois à mon cabinet Sandra, une femme de 37 ans, mère d'un premier enfant âgé de cinq ans et demi. Elle cherche depuis trop longtemps à lui donner un frère ou une sœur, sans succès.

Sandra a suivi le difficile parcours du bilan d'infertilité pour aborder la procréation médicalement assistée.

Le bilan de stérilité, effectué après un an et demi d'arrêt de la pilule, dévoilait un problème d'hydrosalpynx (trompe utérine œdématiée et bouchée) ; elle en a été opérée.

Sandra a ensuite été prise en charge pour une procréation assistée par insémination artificielle.

Ce furent quatre années difficiles : un véritable parcours du combattant.

Sandra devint enfin enceinte mais fit une fausse couche à trois semaines et demie. Elle décida alors, sur les conseils de ses médecins, de passer à la FIV, où malheureusement la première tentative fut un échec.

À l'issue de ces tentatives inabouties, Sandra est malheureuse, elle ressent un mal-être, une nervosité permanente ; elle est mal à l'aise dans son travail de commerciale en informatique, pour une entreprise américaine qui pressurise ses employés. Elle se demande même si elle ne va pas chercher un autre travail.

Elle est également stressée par ses difficultés à mettre en route une grossesse.

Sandra a déjà réalisé un travail de psychothérapie, qui a mis en évidence de nombreuses questions à éclaircir :

*Une future grossesse l'inquiète-t-elle ? A-t-elle des peurs ?*

Sandra n'a pas peur de l'accouchement, le précédent s'étant bien déroulé, mais les premiers mois de sa maternité ont été difficiles : son fils Joël ne dormait pas car il souffrait d'une œsophagite.

Pendant quatre mois, Sandra a vécu l'enfer de nuits blanches permanentes qui l'ont beaucoup fatiguée. Elle en dit : « Il m'a vampirisée. » Son corps épuisé par ces moments difficiles lui demande-t-il encore un peu de repos ? Est-il prêt à accepter une autre grossesse ?

*Comment s'est passée sa propre enfance ?*

Sandra est la seconde fille d'une famille de trois enfants, que sa maman avait conçus en trois années consécutives. Sandra n'avait que dix mois quand sa petite sœur est née. Sa mère, épuisée par ses accouchements successifs, avait plongé dans une dépression.

Dans ce contexte, Sandra souffrait du manque d'affection de sa maman à son égard, était en carence affective avec sa maman et pleurait tout le temps, ce qui n'arrangeait rien.

Cette petite enfance difficile a-t-elle joué un rôle dans ses difficultés à chercher à devenir la mère d'un second enfant ?

Peut-elle être à la fois mère, et remplir ses objectifs professionnels ?

Ces questions suffisent-elles à expliquer l'infertilité actuelle ?

Sandra a bien conscience du fait que toutes ces épreuves la perturbent et la fatiguent. C'est ce qui la décide à continuer son travail de psychothérapie pour clarifier la situation.

En parallèle, je l'ai prise en charge pour l'aider par l'acupuncture à trouver une sérénité propice à cette psychothérapie et peut-être à mettre en route son second bébé.

Enfin, l'EFT lui a permis de programmer sa peur de l'échec de la FIV, de calmer sa colère contre sa mère, de lâcher le besoin de toujours tout maîtriser et de lâcher la pression dans son corps pour vivre en harmonie avec celui-ci.

L'acupuncture lui a redonné une bonne vitalité, par la poncture du point « moelle », appelé *Zu San Li*, et du point « extrême énergie », *Tai Qi*.

C'est ainsi qu'elle a pu entreprendre avec succès sa dernière FIV.

D

# Femmes vues en cours de grossesse

Dans mon expérience personnelle, de nombreuses mamans se sont trouvées enceintes après une seule séance d'acupuncture, pratiquée au moment de l'ovulation.

Dans leur esprit, je suis seulement la « faiseuse de bébés » : souvent je ne les revois pas, elles me donnent de leurs nouvelles en m'adressant d'autres amies qui rencontrent des difficultés à mettre en route un enfant.

Parfois cependant, certaines patientes, enceintes, reviennent me consulter pour calmer leurs inquiétudes, leurs angoisses au cours de leur grossesse.

Pendant ces consultations en suivi de grossesse, ces femmes m'exposent leurs difficultés à devenir mères, la nécessité de surmonter les nausées des trois premiers mois, les difficultés à porter leur enfant, leur peur d'accoucher, peur aussi de ne pas être à la hauteur.

L'expérience m'a montré que souvent, dans ces cas, la fracture émotionnelle qui avait été à l'origine de la stérilité n'avait néanmoins pas été réglée.

L'aide de l'EFT est alors précieuse, aidée de l'acupuncture.

Voici deux histoires qui illustrent bien ce propos.

## *Histoire de Claudine*

Il y a cinq ans, une jeune femme alors âgée de 25 ans, gracieuse dans un corps frêle, élancée et délicate, est venue me consulter. Elle m'évoquait une fleur telle la perce-neige, qui recherche la chaleur des rayons du soleil du printemps.

Elle souffrait de colopathies fonctionnelles, et de règles douloureuses et irrégulières. Nous nous sommes vues régulièrement pendant plusieurs mois pour résoudre ces problèmes avec l'acupuncture.

Une relation de confiance s'est établie entre nous. Toujours pudique, réservée, Claudine a fini par me dévoiler ses secrets d'enfance qui hantaient son sommeil à travers ses rêves. Il s'agissait de cauchemars ; Claudine rêvait qu'on la volait, qu'on lui volait des organes, ou alors elle se trouvait enfermée dans un placard, etc.

Parmi ces mauvais rêves, l'un était récurrent : elle était petite fille et une main masculine touchait ses parties génitales. Elle ne voyait que la main du violeur, ceci la réveillait dans un malaise, une extrême angoisse.

À l'adolescence, les règles sont arrivées, très douloureuses sinon syncopales.

Adulte, Claudine ne voulait surtout pas regarder son sexe, vécu comme une zone sale qui ne lui appartenait pas. Son corps était pour elle comme endormi, le soir elle dormait toujours avec un oreiller entre ses jambes.

Se libérer de ses secrets l'a beaucoup aidée ; elle m'a expliqué que, dans sa prime enfance, elle avait subi des attouchements de la part de son père.

Le Qi Gong l'a beaucoup aidée à se libérer de ses fantômes. Elle s'est mise à le pratiquer pour se remettre en liaison avec son corps. Par le toucher, les automassages, puis les mouvements de Qi Gong à deux, pratiqués d'abord à distance, puis au fur et à mesure que la confiance en elle grandissait, de plus en plus proche de l'autre, elle a pu progressivement faire confiance aux autres. Ses barrières sont tombées. Elle a ressenti une plus grande fluidité dans son corps.

Les« douches du périnée », exercices de Qi Gong que je développerai au chapitre suivant, sont parfaitement indiquées dans son cas. Ce sont :

*Hui yin yu*

*Hui yin tuina*

Ayant retrouvé confiance en elle, elle a pu rencontrer l'homme de sa vie, et trouver une vie sexuelle épanouie. Son désir de maternité était cependant quasi nul : elle n'envisageait pas la vie avec des enfants. Les enfants, c'était pour les autres. Elle en avait de la tristesse et ne pouvait l'exprimer.

Mais elle avait une telle confiance en l'acupuncture qu'elle m'a demandé de l'aider en utilisant les points pour la fécondité.

Les conditions n'étaient pas idéales pour mener une grossesse : son compagnon voyageant beaucoup, ils ne pouvaient se retrouver qu'une fois par semaine, sinon tous les quinze jours.

Un jour, Claudine s'est soudain sentie fatiguée, mais elle ne pouvait absolument pas penser être enceinte ; les bilans médicaux n'ont pas été longs à confirmer cet heureux diagnostic, et c'est avec une grande joie qu'elle est venue me l'annoncer.

Néanmoins, alors que tout allait pour le mieux, elle est rapidement devenue complètement insomniaque et est revenue me consulter. Après deux séances d'acupuncture, l'insomnie était toujours rebelle.

Nous avons pratiqué ensemble l'EFT, pour l'aider à se libérer enfin de ces souvenirs d'enfance qui continuaient de la hanter.

Il a fallu reprogrammer de différentes façons les attouchements de son père :

*J'ai un grand dégoût de mon père.*

*Si je ferme les yeux, j'ai peur qu'il arrive.*

*Je lâche ces histoires pour me sentir protégée et m'endormir.*

Pendant cette séance, elle s'est endormie, relâchée. Le lendemain, elle m'appelait au téléphone en me disant qu'elle avait réussi à dormir cinq heures, ce qui était déjà un bon début.

## *Témoignage de Patricia : la peur que cela se reproduire*

Cette patiente vient me consulter pour que je l'aide dans son essai de mise en route de son troisième bébé. Elle est fille d'une famille nombreuse, catholique pratiquante.

Après une séance d'acupuncture, Patricia est enceinte et je ne la revois qu'au moment de l'accouchement. Elle a dépassé le terme et voudrait bien accoucher ! Son mari lui a dit à mon sujet : « Elle t'a aidée à faire le bébé, elle peut le faire sortir ! »

Avant toute acupuncture, nous parlons de sa peur d'accoucher, qu'elle n'avait pas exprimée lors de la première consultation.

Son dernier accouchement a été long et très douloureux, *monstrueux* selon ses termes. De plus, la délivrance a été difficile et hémorragique et l'a laissée exsangue, anémiée, fatiguée pendant au moins un mois. Très émue, elle me raconte son histoire dans les pleurs.

L'EFT l'a aidée à reprogrammer cette peur de l'accouchement.

Des points appropriés en acupuncture, très efficaces pour déclencher l'accouchement, ont permis à celui-ci de se passer facilement.

E

# Témoignages de femmes longtemps après leur grossesse

La prise de conscience de difficultés rencontrées à mettre en route une grossesse peut être comprise longtemps après l'accouchement et mettre en lumière des problèmes de liens mère-enfant non résolus.

C'est ainsi que Catherine m'a spontanément demandé de participer à mon livre en faisant partie de mes témoignages.

## *Témoignage de Catherine : « Si je n'ai pas reçu l'amour de ma mère, vais-je pouvoir en offrir à mon enfant ? »*

Catherine est une femme maintenant âgée de 42 ans. Il y a sept ans, elle voulait un enfant pour faire plaisir à son mari ; il lui était cependant difficile d'accepter cette grossesse, même si elle ne savait pas pourquoi elle en avait peur.

Elle est donc venue me consulter pour que je l'aide à résoudre ce problème.

Catherine m'a rapidement expliqué ses difficultés relationnelles avec sa mère. Je connaissais sa maman, que j'avais soignée auparavant : autodestructrice, morphinomane et suicidaire, celle-ci était en mauvais termes avec sa fille.

Elle était persuadée qu'un seul enfant n'était pas suffisant pour une mère et qu'il fallait en faire au moins deux, parce que selon ses croyances le premier appartenait exclusivement à son père. Lors d'une consultation, sa maman m'avait donné ce conseil :

« Docteur Depondt, faites un deuxième enfant, le premier ne vous appartient pas et peut partir ! »

Catherine ne comprenait pas l'impact des difficultés relationnelles avec sa mère sur sa stérilité.

La prise en charge médicale de son hypofécondité l'a amenée à pratiquer une insémination artificielle. Celle-ci a été menée avec succès, son fils Alain est né.

Je l'ai, de mon côté, accompagnée en acupuncture avant et après la FIV selon un protocole acupunctural bien établi.

À l'arrivée d'Alain, Catherine s'est révélée être une mère très possessive, refusant de partager son enfant avec son mari, repoussé comme étranger. Fait marquant, elle a gardé le cordon ombilical de son fils dans un tube à essai pendant au moins deux ans. Elle avait trop peur que son premier enfant ne lui appartienne pas, selon le schéma établi par sa mère (bon exemple de croyance limitante !).

Par la suite, elle s'est rendu compte des problèmes qu'elle avait avec son fils, qu'elle étouffait de son amour exclusif. Celui-ci était devenu hyperactif, peu adaptable. Elle a donc décidé d'entreprendre une psychothérapie et de brûler ce cordon ombilical qu'elle n'avait que trop gardé.

Catherine ne voulait pas d'enfant parce qu'elle n'avait pas reçu l'amour qu'elle désirait de sa mère, dont elle s'occupait toujours avec dévotion, même si celle-ci restait odieuse et enchaînait problèmes de santé et chutes à répétition. Catherine a bien compris que les difficultés à concevoir son enfant étaient directement liées aux problèmes rencontrés avec sa propre mère.

Son inconscient lui disait : *Je ne pourrai pas aimer cet enfant*, ce qui l'amenait par réaction à agir dans l'excès en étouffant son enfant.

Alain est maintenant âgé de sept ans et tout est rentré dans l'ordre.

# À propos des hommes

## Comment les hommes vivent-ils leur fertilité ? Sont-ils préoccupés comme leurs épouses par le besoin d'être père ?

Autrefois, la stérilité masculine était méconnue et cachée, car la virilité de l'homme était associée au pouvoir reproducteur. La stérilité ne pouvait provenir que de la femme, du moment que l'homme avait des érections et pouvait donc ensemencer sa partenaire.

On sait maintenant qu'il n'en est rien, mais l'homme a encore souvent du mal à dissocier puissance et fertilité.

Si la femme est, elle, soumise au couperet de la ménopause, l'homme peut procréer tardivement, mais il voit sa fertilité diminuer avec l'âge qui altère la qualité de la spermatogenèse (durée de vie et vitalité des spermatozoïdes). Celle-ci est d'autre part victime de facteurs extérieurs, comme l'ingestion de pesticides, les ondes des téléphones portables portés à la ceinture, près des testicules.

Les progrès de la science, la connaissance des mécanismes biologiques de la fécondation ont dévoilé la part masculine de la stérilité. On en connaît bien les anomalies anatomiques et physiologiques (oligospermie, tératospermie, etc.).

Les explorations de la stérilité masculine sont plus rapides et plus simples à réaliser que pour la femme, les gestes thérapeutiques sont relativement limités. Un geste chirurgical peut parfois corriger une anomalie sur la création et la migration des spermatozoïdes (varicocèle, par exemple), mais il n'existe malheureusement pas de traitement médical pour résoudre le problème d'anomalie des spermatozoïdes.

Si la qualité du spermogramme n'est pas bonne, seul le recours à un don du sperme peut être alors envisagé.

Ce recours à un don du sperme peut être vécu par l'homme comme un acte proche de l'adoption : l'homme donne normalement 50 % de son patrimoine génétique à l'enfant, qu'il reconnaît à la naissance en lui donnant son nom. Le don du sperme le prive de la transmission de son patrimoine génétique.

Ce recours à un don externe peut entraîner à l'intérieur du couple l'inquiétude d'avoir un enfant anormal, malformé.

L'homme peut craindre encore plus l'absence de ressemblance physique de ce bébé avec lui, puisqu'il n'est pas l'auteur de son patrimoine génétique.

À l'inverse, la femme, lorsqu'elle bénéficie d'un don d'ovocytes, porte l'embryon pendant neuf mois. Elle peut ainsi créer avec son enfant un lien de sang même si celui-ci n'est pas d'ordre génétique.

Dans ce parcours de la stérilité, l'homme reste discret et vient rarement consulter en première intention, seul ou avec son épouse. C'est surtout l'enthousiasme de celle-ci pour cette médecine d'accompagnement qui l'amène à franchir le seuil de mon cabinet. Ce sont souvent des maris angoissés qui me téléphonent pour prendre rendez-vous et accompagner leur épouse. Ainsi parfois, lors de la consultation, si la femme est tranquille, son mari est souvent stressé, pressé d'avoir un héritier, malmenant inconsciemment sa femme par son impatience.

Pour le futur papa, une séance d'acupuncture le traitant sur le plan neurovégétatif est réalisée pour le calmer, et adoucir son impatience d'assurer sa descendance.

Des études récentes ont montré les excellents résultats de la stimulation de la loge énergétique de l'organe foie, qui calme les frustrations, les colères rentrées.

À force de gérer ces futurs papas dans l'aide à la procréation, j'ai retenu que leur stress présentait différentes origines :

Certains perdent patience face à la lourdeur du traitement, contraignant physiquement et psychiquement.

D'autres sont très déstabilisés par le prélèvement de leur sperme. Attentifs à leurs tendres épouses, ils ne conçoivent pas l'acte amoureux dans une éprouvette, ils considèrent cela comme un acte avilissant, un manque de respect pour leur compagne.

Pour d'autres encore, la venue d'un enfant est vécue comme une intrusion, compte tenu d'une première paternité. La demande pressante de leur épouse les perturbe.

L'homme peut aussi avoir besoin d'un temps de réflexion, d'introspection avant de devenir papa. C'est le cas d'un ami médecin qui m'a confié sa réflexion sur le sujet :

## *Confidence d'un ami médecin*

Jeune, j'étais comme un jeune chiot mal éduqué, je n'avais pas une grande compréhension de la femme, et lui manquais sûrement de respect. Je ne voulais pas m'engager ; à plusieurs reprises, j'ai demandé à mes compagnes d'avorter pour ne pas prendre mes responsabilités.

Plus tard, devenu adulte, ma vie affective est devenue plus stable et j'ai souhaité assurer une descendance. J'ai alors partagé une grande partie de ma vie avec des femmes qui faisaient fausse couche sur fausse couche.

Il a fallu que j'approche de l'âge de la quarantaine pour me poser les vraies questions :

*Que se passe-t-il ? Qu'ai-je fait pour rencontrer uniquement des femmes inféconde s ?*

En menant une introspection sur moi-même, je me suis revu, étudiant, demander à plusieurs de mes compagnes du moment d'avorter.

Après avoir effectué un travail sur moi, j'ai demandé pardon à ces femmes et aux enfants que je n'ai pas laissés vivre. J'ai pratiqué des retraites dans des monastères.

Ce fut mon cheminement pour aller chercher dans ma mémoire les blessures que j'avais infligées à ces femmes. Je les ai soignées par la prière et la contrition. Plus tard, j'ai pu rencontrer la femme qui partage ma vie. Elle m'a donné une jolie petite fille.

## Un enfant sans désir

La course au bébé qui passe par le suivi méticuleux de la courbe de température, pour déceler précisément le moment de l'ovulation, la stimulation hormonale de l'ovulation sont autant d'éléments qui exercent une pression sur le futur papa. Il en perd le plaisir, ne désire plus sa femme et l'acte amoureux peut alors être vécu comme une obligation, sinon une corvée.

Cette baisse de la libido peut être néfaste sur le taux de testostérone et la qualité de la spermatogenèse.

L'acupuncture peut alors apporter une aide précieuse à l'homme en le libérant de sa frustration et de sa colère rentrée.

### *Papa à tout prix*

Un homme m'avait téléphoné pour prendre rendez-vous pour son épouse âgée de 40 ans, toujours inféconde. Inquiet, il souhaitait vérifier mes compétences et mon efficacité dans ce domaine.

Le jour de la consultation, je rencontrai une jeune femme sud-américaine, tranquille, sereine, accompagnée d'un homme grand, agité, les yeux exorbités, particulièrement stressé. Impatient, il ne pouvait pas rester en place dans la salle d'attente : il était incapable de s'asseoir.

Son épouse m'expliqua que, compte tenu de son âge, il lui était encore possible de faire un bébé naturellement, mais qu'il ne fallait tout de même pas trop attendre. Son couple s'était donné encore un mois avant d'entreprendre la FIV. Elle était confiante, n'avait aucun problème traumatique particulier : le stress venait seulement de son mari, qui lui faisait l'amour deux à trois fois par jour, sinon plus, pour provoquer cette grossesse. Elle se sentait fatiguée, épuisée, et même non respectée.

Je proposai au futur papa, compte tenu de son impatience, de pratiquer une séance d'acupuncture pour le relaxer et libérer sa colère rentrée.

À la fin, nous avons discuté ensemble de l'acte amoureux. J'ai pu lui expliquer qu'il s'agissait d'un acte d'amour qui se pratique sans notion de temps, de vitesse, de puissance, de réussite. Procréer requiert idéalement un endroit chaud, doux, une sérénité et une tranquillité, et non pas de multiples accouplements rapides réalisés dans la précipitation du fait de la courte durée de vie des spermatozoïdes.

Un mois plus tard, il me rappela pour me dire que sa femme était enceinte, mais qu'il lui restait une petite inquiétude, il voulait s'assurer que le fœtus était « bien accroché ». Il préférait prendre rendez-vous pour son épouse à mon cabinet pour que je puisse encadrer cette grossesse.

## *Futur papa épuisé par le travail*

Adressé par son épouse, ce futur papa souffrait d'une oligospermie.

Très stressé, il dormait peu, se nourrissait mal et vite. Depuis le projet de la mise en route d'une PMA, il souffrait d'angoisses allant jusqu'au malaise vagal.

Notre entretien fut facile, dans une grande confiance. Nous avons pu réaliser deux séances d'acupuncture à trois semaines d'intervalle.

Ces séances ont consisté à calmer sa tension émotionnelle, proche de la spasmophilie, mais également à stimuler des points en vue de consolider la qualité du sperme. Les malaises se sont arrêtés dès la première séance et c'est le futur papa qui est venu m'annoncer la bonne nouvelle.

## *Je suis le médecin de mon mari*

Une patiente se présente à mon cabinet pour que je l'aide à mener à bien sa dernière tentative de FIV. Le problème d'infécondité était dû à la fois à un problème tubaire pour elle et à une azoospermie pour son mari.

Cette démarche de fécondité avait duré pour elle plus de huit ans.

Très avertie, elle vient juste consulter pour que je facilite la nidation de son bébé en utilisant des points d'acupuncture qu'elle avait trouvés dans une revue spécialisée.

Elle m'a étonnée, car elle connaissait parfaitement les différents éléments pouvant expliquer une absence de fécondité dans un couple, et avait su comprendre et traiter les difficultés de son mari avec une grande efficacité : celui-ci souffrait d'une dépression cachée due principalement à sa non-reconnaissance par sa propre mère. Ces non-dits l'avaient conduit à une attitude addictive à l'alcool et au tabac.

Cette femme aimante l'a aidé par ses soins attentifs à parler de son mal-être, à l'exprimer. Grâce à elle, et à une bonne prise en charge psychologique, il a retrouvé goût à la vie. Il a pu constater de réels progrès biologiques sur son taux de testostérone et sur sa spermatogenèse, favorisés par l'arrêt de l'alcool et du tabac, et probablement aussi par la prise de compléments alimentaires.

J'attends avec impatience qu'elle puisse m'annoncer une merveilleuse nouvelle !

L'acupuncture peut également se révéler un outil très précieux, comme nous l'avons vu, pour soutenir et apaiser le futur papa, mais également pour améliorer la qualité de l'érection et de la spermatogenèse.

L'acupuncture en stimulation du méridien foie s'avère efficace dans l'évolution de la qualité de la spermatogenèse et surtout dans la mobilité des spermatozoïdes.

# Infertilité féminine : techniques d'acupuncture

## Troubles de l'ovulation

Les troubles des règles et l'absence d'ovulation sont parmi les causes les plus classiques d'infertilité.

Les Chinois ont rattaché ces problèmes à des obstructions des deux méridiens curieux : *Ren Mai* et *Chong Mai*.

Dans le livre *Shen Li Zhong Lu*, encyclopédie des prescriptions médicales chinoises datant du XII^e^ siècle, on peut lire que la stérilité des femmes est due à la déficience des deux méridiens *Ren Mai* et *Chong Mai* (méridiens Conception et Carrefour), accessoirement *Dai Mai*.

Dans le cadre du traitement de la fertilité, en faisant abstraction de toute pathologie spécifique, la stimulation par des aiguilles de certains points d'acupuncture intéressera tout d'abord ces deux grands méridiens yin.

### Ren Mai, « vaisseau conception »

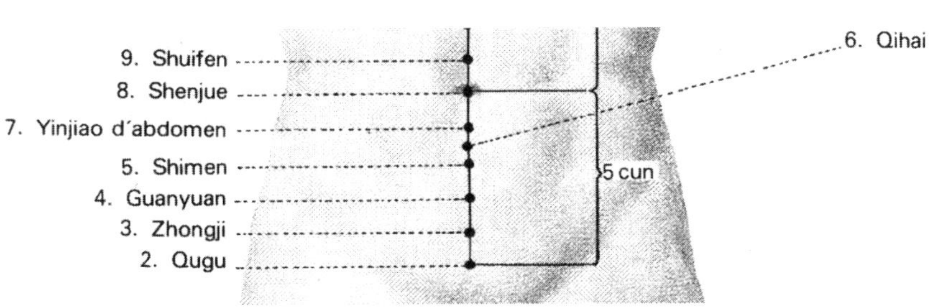

Son nom explique bien son rôle important sur la fertilité. Ce vaisseau est également important chez les hommes, où il agit sur la spermatogenèse, c'est-à-dire la qualité du liquide spermatique.

Ce méridien gouverne tous les méridiens yin, et comprend deux branches qui débutent au *Bao Zhong*, « utérus » ou « palais de l'enfant » dans la sémantique ancienne.

Faisant partie des méridiens « extraordinaires », son trajet suit une ligne médiane allant du périnée (entre la vulve et l'anus chez la femme) en montant sur l'ombilic et le sternum, pour se terminer sur le menton et la lèvre inférieure.

Il comporte vingt-quatre points pour l'acupuncture.

Situés entre la symphyse pubienne et l'ombilic, ces points libèrent la stase énergétique de la région pelvienne. Quelquefois, la stimulation de deux ou trois points situés sur ce méridien suffit pour harmoniser l'équilibre hormonal et redonner la fertilité.

Ces points s'appellent, de bas en haut :

### *Qugu, « os courbe »*

Ainsi intitulé de par sa localisation au-dessus de la symphyse pubienne, il tonifie le yang des reins, régularise les règles.

### *Zhongji, « centre du pôle »*

Origine du Qi.

Situé au milieu du triangle pubien, source de jade, il régularise les règles.

### *Guan Yuan, « barrière de l'origine »*

Situé bas sous le nombril, au-dessus de la symphyse pubienne, sur la ligne médiane, ce point est en relation avec l'énergie originelle qu'on peut appeler également « énergie de l'inné ». Il renforce l'énergie, il tonifie les reins, harmonise le sang. Il est en quelque sorte *inducteur de vie*. Comme son nom l'indique, il aide à la fertilité. Il est utilisé pour les irrégularités menstruelles.

Il était appelé dans les temps anciens *Zihu*, « porte de l'enfant », puis *Zichu*, « demeure de l'enfant », puis *Chan Men*, « porte de l'engendrement ».

### *Shi Men, « porte de pierre »*

Son nom est explicite : *Shi* qui signifie « pierre » ; ainsi l'utérus est-il comme une « pierre » où rien ne pousse, mais la« porte »ouvre cette pierre à la fécondité.

Situé plus haut, sous l'ombilic, il traite les irrégularités menstruelles et les aménorrhées.

Il a ainsi été appelé « point de la stérilité », *Jue Yun*, ou « force propice », *Li Ji*. Cette traduction est plus appropriée à l'homme, comme nous le verrons plus bas.

### *Qi Hai, « mer des énergies »*

Situé plus haut sur la ligne médiane sous l'ombilic, il stimule l'énergie originelle et consolide l'énergie vitale. Il est utilisé pour traiter les irrégularités menstruelles.

Dans les temps anciens, ce point s'appelait également le « chant du cinabre », *Dan Tian*, appelé aussi « dernier nombril ».

## Chong Mai, « mer du sang »

Méridien extraordinaire lui aussi, il est appelé la « mer du sang » car il contrôle la circulation de l'énergie et du sang dans tout le corps, *mer* voulant dire « réservoir des fluides ».Dans la sémantique, *Chong* signifie « assaut » ; c'est aussi la transmission de la vie.

Ce méridien naît à l'intérieur du bas-ventre, passe au périnée, entre la vulve et l'anus. On lui attribue cinq branches, dont le vaisseau principal qui émerge au point *Qichong*, « assaut de l'énergie » – qui appartient au méridien estomac.

Comme les autres méridiens curieux, *Chong Mai* ne présente aucun point d'acupuncture propre, mais les emprunte à d'autres méridiens sur son trajet.

Il fait circuler le sang, régularise la chambre du sang, l'utérus, et harmonise et rééquilibre la sécrétion hormonale.

Deux points principaux le stimulent :

### *Qi Chong, « assaut de l'énergie »*

Il est placé au-dessus de la symphyse pubienne, juste en projection anatomique des deux ovaires.

Il régularise la chambre du sang.

En le stimulant sur le point *Qi Chong*, on favorise l'expulsion de l'ovule, appelé dans la Chine ancienne « fragment d'éternité ».

### *Gong Sun, « petit-fils, grand-père »*

Il est placé sur le méridien rate, sur le pied.

Il a une importance dans la transmission de la descendance dans la notion de transfert d'énergie ancestrale, héréditaire.

## Aménorrhée

Comme précédemment cité (*Su Wenn*), l'aménorrhée est définie comme un « vide de la mer du sang » ; elle correspond à des perturbations du sang par vide, stase, etc.

Selon le *Su Wenn*, l'organe rate gouverne le sang, le foie le distribue. Les troubles des règles sont donc traités par des points d'acupuncture situés sur le méridien rate principalement.

Enfin, d'autres points situés sur le méridien estomac ont, comme leur traduction suffit à l'expliquer, une efficacité sur l'aménorrhée.

Les points essentiels sont placés :

### Sur le méridien rate

### *San Yin Jiao, « croisement des trois méridiens yin »*

Autrefois appelé *Cheng Ming* : « qui assume la destinée ».

Situé au-dessus de la malléole interne.

Ce point tonifie le *Qi*, l'énergie de la rate, source du sang.

Il permet le retour des règles.

Au sein de mon cabinet, mon expérience m'a montré que ce point, à lui seul, pouvait suffire à obtenir un retour des règles.

Ce point intéressant a fait l'objet d'une étude menée à Taiwan en 2004[1] : 87 % des 69 patientes qui avaient bénéficié de séances d'acupuncture stimulant ce point avaient vu leurs dysménorrhées améliorées, notamment sur le plan de la douleur.

***Xue Hai, « mer du sang »***

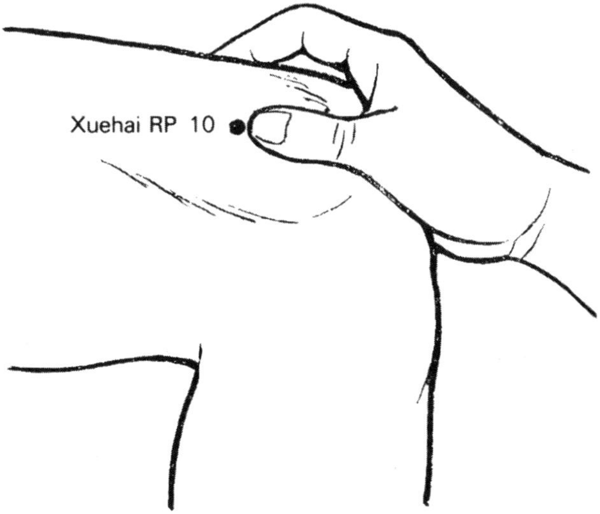


Situé à l'intérieur du genou.

Comme son nom l'indique, ce point régularise le sang. Il calme les règles hémorragiques, et les régularise.

1. Tabosa, A., Y. Y., Fornoe, R. (2002), « Effect of the Acupoints St-36 (Zusanli) and Sp-6 (Sanyinjiao) on Intestinal Myoelectric Activity of Wistar Rats », *Brazilian Journal of Medical and Biological Research* 35: 731-739 ; Chen, By (1997), « Acupuncture Normalizes Dysfunction of Hypothalamic-Pituitary-Ovarian Axis », *Acupunct. Electrother. Res.* 22(2): 97-108.

## Sur le méridien estomac

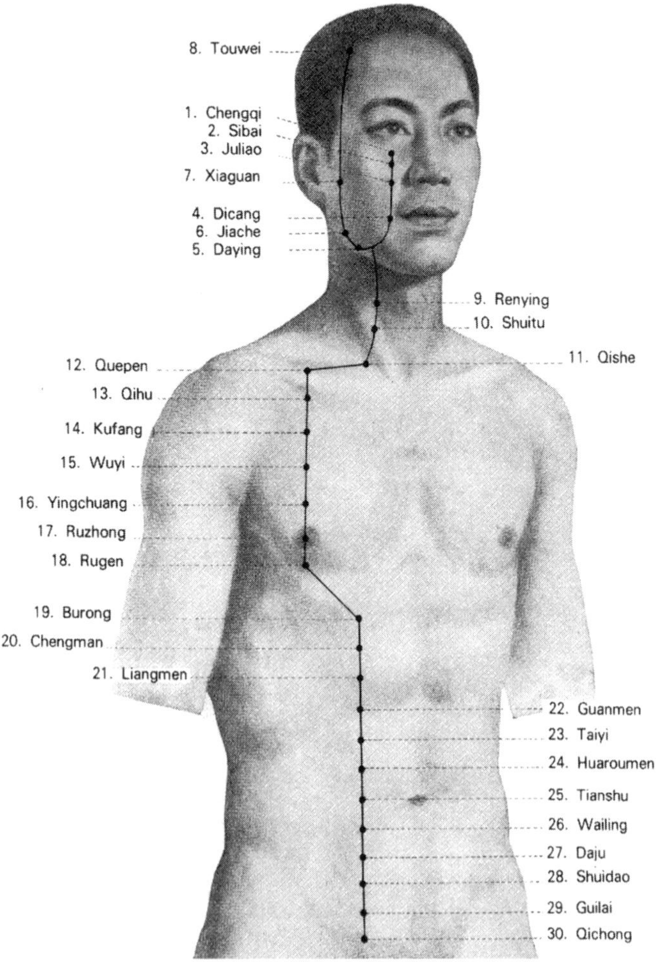


La simple traduction des points explique leur action.

***Guilai, « retour » (des règles)***

Situé près de la symphyse pubienne.

Il agit à la fois sur l'énergie, le *Qi*, et supprime les stases du sang et le froid de l'utérus, permettant un retour et une régularisation des règles. Il favorise la nidation de l'embryon dans l'utérus.

***Shuidao, « voie des liquides, passage de l'eau »***

Situé près du *Guilai*.

Son nom évoque le retour à la fluidité (retour des règles), en libérant les stases.

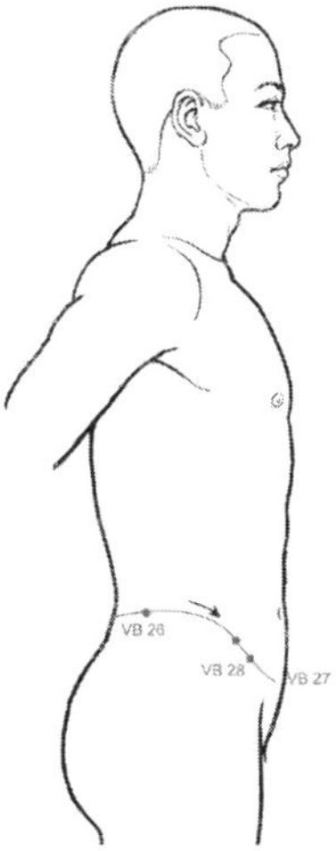


**Méridien Du Mai (méridien ceinture)**

***Wu shu, « pivot central »***

Situé sur le méridien vésicule, sous l'ombilic.

Il régularise les règles et dégage la stagnation du foie.

## Fausses couches à répétition

Les avortements à répétition sont considérés en médecine traditionnelle chinoise comme la conséquence d'une malnutrition fœtale. Dans les textes anciens, on parle de vide d'énergie yin, de froid du petit bassin, de troubles, d'impuretés du sang.

Dans le domaine des fausses couches, il existe en médecine chinoise une notion de sang, de coagulation perturbée.

Il faut ainsi toujours rechercher une atteinte des organes foie et rate, qui conservent et distribuent le sang.

Les organes qui ont une action directe sur le sang sont le foie et la rate. Un déséquilibre de la loge énergétique du foie et de la rate sera donc pris en compte dans les fausses couches.

## Déséquilibre énergétique rate/estomac

Les points placés sur les méridiens rate/estomac ont une action directe sur le sang et peuvent avoir une action préventive sur les fausses couches. Ils sont utilisés au cas par cas, suivant le diagnostic chinois, qui établit s'il s'agit d'un déséquilibre énergie/sang, ou d'un vide, une stase de sang.

Nous les avons déjà évoqués dans les aménorrhées.

Ce sont des points localisés sur le bas-ventre, proches de l'ombilic, sur le méridien estomac. Ils agissent sur le froid à l'utérus.

### Sur le méridien estomac

***Guilai, « retour »***

Situé en dehors et en dessous de l'ombilic, libère les stases.
Il fait circuler le sang et évite les troubles de la coagulation.

***Shui Dao, « voie des liquides »***

Situé en dessous du précédent.
Il aide à la circulation du sang.

***Zu san li, « mer de l'eau et des grains »***

Situé à l'extérieur du genou, juste en arrière de la tête du péroné.

Longtemps appelé « point de la moelle », c'est un point qui permet de revitaliser.

### Sur le méridien rate

***San Yin Jiao, « réunion des 3 yin »***

Nous l'avons déjà décrit dans le traitement de l'aménorrhée.

***Xue Hai, « mer du sang »***

Situé à l'intérieur du genou.
Régit l'équilibre énergie/sang.

### *Zhang Men, « porte des fortifications »*

Situé au niveau de la onzième côte flottante, il protège comme une fortification nos organes internes.

Il régularise et renforce l'organe foie et l'organe rate, vivifie le sang, le purifie ; il disperse l'humidité.

## Sur le méridien foie

### Déséquilibre énergétique de l'organe foie

Le foie est en rapport avec la régularisation et la thésaurisation du sang. Il pourra donc être impliqué dans le transport du sang.

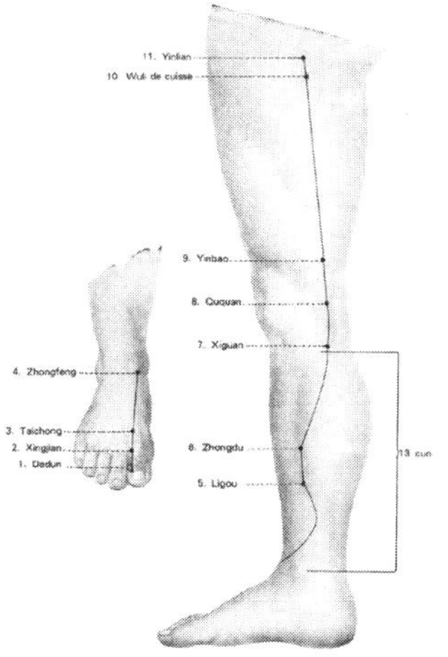


Le méridien du Foie

### *Yin Bao, « enveloppe du yin »*

On retrouve l'idéogramme *Bao* dans le nom même de l'utérus.

Situé à la face interne de la cuisse, il vivifie le sang.

### *Yin Lian, « angle interne »*

Il est situé au creux inguinal, proche des adducteurs.

Il apporte l'énergie yin pour retenir le fœtus.

### *Qi Men, « porte terminale »*

Situé dans le sixième espace intercostal.

Il élimine les stagnations d'énergie du foie et vivifie le sang.

Sa stimulation est précieuse dans les avortements répétitifs.

**D'autres points d'acupuncture, comme leurs noms le suggèrent, peuvent avoir une action sur les fausses couches.**

Le nom de ces points comporte l'idéogramme *Huang*, qui signifie « membrane de l'utérus », « placenta ». On retrouve cet idéogramme dans les points suivants :

***Huang Shu, « point des membranes »***

Situé en dehors de l'ombilic, sur le méridien du rein.

Il règle l'équilibre énergie/sang au niveau de l'enveloppe (placenta).

***Gao Huang, « nourriture des membranes »***

Situé en dehors de la quatrième vertèbre dorsale.

Il dynamise le sang, tonifie le rein et renforce la rate.

***Zhu Bin, « abri du fœtus »***

Il porte bien son nom.

Situé en arrière du tibia, au-dessous du jumeau interne, il est indiqué comme aide dans la malnutrition fœtale, et utilisé fréquemment en prévention des fausses couches.

## Séquelles d'IVG

Lors de la séance plénière du congrès de la Faformec (société française d'acupuncture) en novembre 2010, les médecins acupuncteurs soulignaient l'importance de l'acupuncture dans la prise en charge des stérilités post IVG.

Cette notion a été retrouvée dans un livre de référence, le *Ling Chu*. Dans cet ouvrage, on attribue cette stérilité à une énergie perturbée au poumon.

Dans la théorie des cinq éléments, l'organe poumon est le réceptacle de la tristesse. L'énergie perturbée, comme son nom l'indique, est une perturbation de l'équilibre énergétique yin/yang, chaud/froid. Cette perturbation peut être d'ordre émotionnel, comme la tristesse qui survient dans les suites de deuils, ou dans ce cas au décours d'une IVG.

Sur le plan thérapeutique, il est logique que l'acupuncture de points sur le méridien poumon puisse aider.

Certains de ces points d'acupuncture sont appelés « portes » : ce sont des ouvertures sur notre inconscient, grandes ouvertes sur le traumatisme de deuil.

Le médecin acupuncteur a l'habitude, à la suite d'un grand deuil provoqué par le décès d'un être cher, d'utiliser une technique d'acupuncture que les Chinois appelaient « énergie perturbée au poumon », que l'on peut traduire par « perturbation émotionnelle », « excès de tristesse ». Ce sont les points suivants :

## Méridien poumon

### *Yun Men, « grande porte des nuages »*

Situé sous la clavicule, près de l'articulation du bras. Cette porte est une ouverture sur notre inconscient, grande ouverte sur le traumatisme de deuil.

Dans le langage métaphorique, les nuages qui voilent le soleil empêchent d'illuminer notre vie.

Il régularise l'énergie du poumon

### *Zhong Fu, « palais central »*

Situé à la partie externe du premier espace intercostal.

## Méridien vessie

### *Fei Shu, « ramure »*

Situé en dehors de la troisième vertèbre dorsale.

En langage phonétique, *Fei* signifie « voler »et par extension, dans le langage populaire, « attache des ailes des anges ».

Il harmonise le poumon.

## Méridien estomac

### *Wu Yi, « demeure cachée »*

Situé sur le thorax dans le second espace intercostal.

À lui seul, il exprime notre inconscient. Il s'ouvre sur nos fractures émotionnelles, ici celle du deuil de l'IVG.

### *Qi Hu, « entrée du Qi »*

Situé entre la clavicule et la première côte.

Porte d'accès à l'intérieur. Il traite les chocs émotionnels (chez les Chinois, le *Shen*).

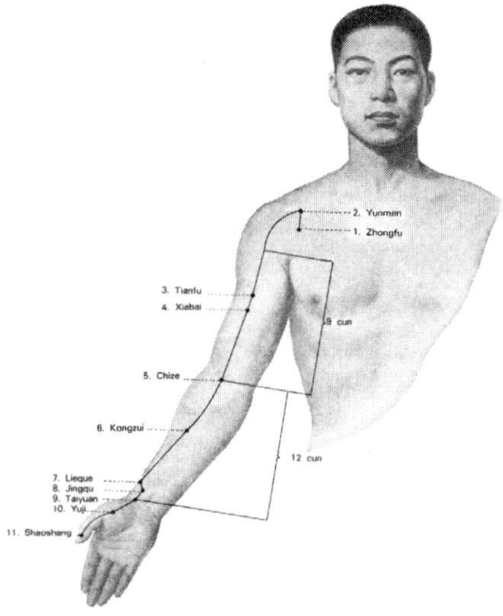


Méridien du Poumon

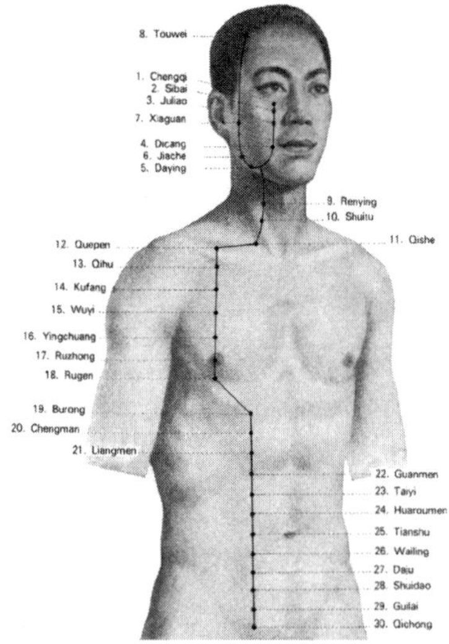


Méridien de l'Estomac

En acupuncture, la technique de pose des aiguilles est très importante : on parle de stimulation, de tonification, de dispersion, de moucheture de panthère ; dans le cas présent, il s'agit d'une manipulation de l'aiguille intitulée « aiguille en poils », que j'avais appris à pratiquer à l'hôpital Dong Zen Men de Pékin.

Mon maître – le regretté docteur Jean Borsarello – m'en avait donné l'explication : l'aiguille s'applique comme si on enlevait un poil à la pince à épiler. Elle ne touche que la couche épidermique de la peau, mémoire du toucher : ce toucher peut être protecteur, sécurisant sur l'épaule, le haut du dos. Il peut être affectif, caressant sur le cou et la taille, passionnel sur des zones plus érogènes. La perte du réconfort d'être touché par l'être disparu conduit à une grande carence affective.

## Procréation médicale assistée

L'acupuncture accompagne avec succès la procréation assistée.

À ce sujet, une étude très intéressante, menée à Lyon entre 2006 et 2009[1], a fait l'objet d'une thèse soutenue par mon amie le Dr Claire Gallon. Elle a concerné 228 patientes qui ont bénéficié de traitements par acupuncture en accompagnement de la FIV, et a montré que le transfert embryonnaire s'effectuait dans un meilleur confort pour ces femmes, grâce à une diminution de leur stress et une amélioration de leur confiance dans l'efficacité du traitement.

### Avant la ponction ovocytaire

Les points utilisés agissent en améliorant l'équilibre yin/yang, c'est-à-dire l'équilibre neurovégétatif, la fluidité de l'énergie vitale, la libération de l'attention émotionnelle permettant une relaxation.

L'acupuncture permet de détendre la patiente dans ce moment délicat, et par son action bénéfique sur le stress aide la future maman à reprendre confiance en elle.

---

1. Gaillon, C., « Intégration de l'acupuncture en médecine occidentale : exemple de l'aide médicale à la procréation », thèse de doctorat en médecine, 1er oct. 2010, université Joseph Fournier, faculté de médecine de Grenoble.

L'acupuncture aura également un effet majeur sur la qualité du sommeil. En effet, des études récentes montrent qu'une bonne qualité de sommeil aide à l'équilibre de l'axe hypothalamo-hypophysaire pour permettre une bonne imprégnation hormonale et ainsi une bonne qualité d'ovulation. Dans ce domaine, sont utilisés les points précédemment cités (*Qichong* sur le méridien *Chong Maï*) pour améliorer la qualité de l'ovocyte.

### Points actifs sur l'équilibre neuro-végétatif : points sur le méridien DuMai

#### *Bai hui, « plénitude céleste »*

Ce point se situe au sommet de la tête, là où les moines se tondent pour être davantage en relation avec le divin.

Il calme le *Shen*, c'est-à-dire notre âme, notre esprit. Il est très utile dans toutes les tourmentes émotionnelles.

*Bai Hui* est un point utilisé également dans les insomnies.

### Points sur le méridien cœur

#### *Shen Men, « porte de l'esprit »*

Situé à l'intérieur du poignet.

Les Chinois disaient qu'il ramenait le cœur, les émotions sur terre.

Il a en effet une action calmante, il favorise le sommeil et tonifie le sang.

#### *Shao Fu, « palais secondaire »*

Situé dans la paume de la main entre le quatrième et cinquième métacarpien. Calme le feu du cœur, calme l'esprit et vivifie le sang.

#### *Shao Hai, « petite mer »*

Placé à l'intérieur du pli du coude.

Calme l'esprit.

### Points sur le méridien maître cœur

***Nei Guan, « barrière interne »***

Situé à la face interne du bras entre les tendons palmaires.

Il traite les tensions émotionnelles, nos angoisses en levant nos barrières sur notre monde intérieur c'est-à-dire notre inconscient.

### Points sur le méridien « vaisseau conception », Ren Mai

Déjà cité comme grand méridien d'action sur la stérilité.

Par son action équilibrante sur le plexus solaire, sur lequel les points sont situés, il a une action salutaire pour la future maman.

***Shanzhong, « palais de la poitrine »***

Placé au milieu du thorax.

Libère les angoisses d'oppression thoracique.

***Jiwei, « résidence du Shen »***

Situé sur l'appendice xiphoïde.

Clarifie le *Shen*, l'âme.

***Juque, « grande épée »***

Situé à la pointe de l'appendice xiphoïde.

Calme et purifie le cœur.

***Zhong Wan, « milieu de l'estomac »***

Placé au milieu de l'abdomen en projection d'estomac.

Permet de digérer les pensées négatives.

***Qi Hai, « mer de l'énergie »***

Grand équilibrateur de l'énergie du sang.

Situé sous l'ombilic.

Ce merveilleux point assurera également la nidation, au stade de l'implantation. À ce stade, l'acupuncture permet de réguler la vascularisation utérine et l'épaisseur de l'endomètre (muqueuse utérine) et facilite la nidation.

### Action sur la muqueuse de l'utérus : l'endomètre

***Guilai et Shuidao (précédemment cités)***

Proches de la symphyse pubienne.

Par leur action sur le « froid à l'utérus », ils favorisent la nidation de l'embryon dans l'utérus.

Agissent efficacement sur les muqueuses de l'utérus.

***Zhang Men, « porte des fortifications »***

Placé au niveau de la onzième côte flottante.

Il protège comme une fortification nos organes internes. Ce point a un sens plus profond : celui de mettre de l'ordre, de la beauté, de l'élégance. Il s'agit d'un point qui commande l'organe rate, qui vivifie le sang, le purifie ; il disperse l'humidité.

### Action antispasmodique sur la musculature lisse tubaire

***Xing Jian, « intervalle de marche »***

Il est situé sur le dos du pied, entre premier et second orteil.

Il fait circuler l'énergie du foie, harmonise le sang.

***Tai Chong, « battement extrême »***

Il est situé sur le dos du pied.

Il a une action sur le yang du foie, il calme la colère et harmonise le sang.

### Action favorisant la vascularisation

***Gui Lai***

Déjà cité.

***Yin Bao, « enveloppe du yin »***

Situé sur l'épicondyle du fémur.

Il traite les déséquilibres des trois méridiens yin du bas et de l'utérus, il régularise les menstruations et vivifie le sang.

***Zhang men, « porte des fortifications »***

Déjà cité.

## Action sur la nidation

### *Sur le méridien foie*

*Yin Lian, « angle interne »*

Situé au niveau du creux inguinal, proche des adducteurs.

Il apporte l'énergie yin pour retenir le fœtus.

*Qi Men, « porte terminale »*

Situé dans l'espace intercostal.

Il élimine les stagnations d'énergie du foie et vivifie le sang.

Il est important à poncturer dans les avortements répétitifs.

*Yin bao*

Enveloppe du yin.

Situé sur l'épicondyle du fémur.

Il traite les déséquilibres des trois méridiens yin du bas et de l'utérus, il régularise les menstruations et vivifie le sang.

### *Sur le méridien ceinture, Dai Mai.*

Placé au niveau de la taille, il enserre tous les méridiens du tronc.

Il n'est pas cité dans les textes anciens, mais est utile pour régulariser les règles.

La stimulation de trois points qu'il croise sur le méridien vésicule biliaire peut avoir une action pour faciliter la nidation. Ces points sont situés sur le périnée, proche de l'aile iliaque.

Ce sont :

*Dai Mai, « ceinture »*

Porte le même nom que son méridien.

Placé autour de la taille comme une ceinture, au-dessus de l'aile iliaque.

Traite les règles douloureuses, retardées.

*Whu Shu, « pivot central »*

Placé en avant de l'aile iliaque.

Il dégage la stagnation du foie, régularise les règles et a une action sur le sang pour aider la nidation.

*Wei Dao, « voie de liaison »*

Placé en dessous du *Wu Shu.*

Il maintient l'utérus pour faciliter la liaison avec le fœtus, la nidation.

Il fait circuler les stagnations du bas-ventre.

### Sur le méridien rein

*Huang Shu, « membranes »*

Situé en dehors de l'ombilic.

Déjà cité dans les avortements répétitifs, il aide la nutrition du fœtus par le cordon ombilical durant la grossesse.

# Infertilité masculine : Traitement par acupuncture

## Stimulation du principe yang de l'homme

Le yang, chez l'homme, correspond à sa vitalité, sa puissance et sa capacité à la reproduction.

Les points d'acupuncture proposés pour cette stimulation font référence à l'énergie ancestrale.

Les deux grands méridiens curieux *Ren Mai* et *Du Mai* existent chez l'homme comme chez la femme.

Le *Ren Mai* pour la femme agit sur le sang, sur le yin, pour l'homme, sur la qualité de la spermatogenèse.

Le *Du Mai*, par son action yang, agit chez la femme sur la vitalité hormonale, chez l'homme sur l'activité sexuelle.

### Méridien Du Mai

Le grand méridien curieux yang, *Du Mai*, se situe le long de la colonne vertébrale.

Les points stimulés sur son trajet agissent sur la vitalité de l'homme et sa force d'érection.

Ce sont :

***Ming Men, « porte du destin »***

Placé sous la deuxième vertèbre lombaire.

Il renforce le yang des reins et stimule l'énergie primordiale.

Il apporte aux reins toute leur puissance.

Ce point de la vitalité est aussi appelé « point du petit samouraï ».

Le regretté Dr Borsarello, mon maître d'acupuncture, le nommait le « point du remonte-pente », en raison de son efficacité sur l'érection…

#### *Yang Guan, « barrière du Yang »*

Situé sous la quatrième vertèbre lombaire.

Il tonifie également le rein et consolide l'énergie vitale.

### Méridien vessie

#### *Shen Shu, « palais de l'énergie vitale »*

Placé en dehors de la seconde vertèbre lombaire, de part et d'autre du *Ming Men*.

Il renforce le yang des reins et sa vitalité. Il consolide l'énergie vitale *Jing*.

Avec le *Ming Men*, *Shen Shu* entre dans la stimulation du champ du cinabre.

## Renforcement de la qualité de la semence : méridien Ren Mai

Si le yin est très important chez la femme dans sa réceptivité, sa féminité, chez l'homme le yin représente la qualité des fluides et par conséquent la vitalité de la semence. Le traitement de l'hypofécondité masculine se fait par la stimulation de certains points du méridien curieux *Ren Mai*.

Les idéogrammes anciens nous livrent ici encore leur langage magique : « porte de la semence », « raffermissement de la semence ».

Nous avons déjà développé tous ces points chez la femme. Si leur localisation reste la même, leurs sens et leurs caractéristiques changent chez l'homme.

***Guan Yuan, « porte de la semence »***

Ce point stimule la vitalité et la qualité de la semence.

Il tonifie le *Qi*, propice à une amélioration du liquide séminal.

***Qugu, « os courbe »***

Il combat l'impuissance par défaut d'érection.

***Shi Men, « porte de pierre, point de stérilité »***

Il réchauffe les reins.

***Qi Hai, « mer de l'énergie »***

Il réanime l'énergie originelle chez l'homme qui fait monter le yang.

Il accroît la force du rein.

***Shen Que, « calice de la vitalité »***

Situé au centre de l'ombilic, il ne se pique pas.

Dans les temps anciens, le médecin acupuncteur le chauffait avec du sel et une rondelle de gingembre pour renforcer la vitalité et la qualité de l'érection.

Il a été démontré qu'après cinq à dix séances d'acupuncture, le spermogramme réalisé révèle une augmentation du pourcentage des spermatozoïdes de forme normale et de leur mobilité.

## Atteinte des loges énergétiques rein, rate, foie

Dans la médecine traditionnelle chinoise, il peut exister :

- une insuffisance de l'organe rein (vide de yang du rein, selon Zhen Zongchang) ;
- une perturbation de l'organe rate qui engendre une accumulation d'humidité ;
- une perturbation de l'organe foie.

### Insuffisance de l'organe rein

Pouvant se traduire sur un plan organique par des lombalgies, une faiblesse des membres inférieurs, voire une baisse de la libido, un épuisement physique et psychique compréhensible dans cette course à la paternité…

Les points poncturés seront *Guan Yuan*, *Shenshu*, *Qi Hai*, *Ming Men*.

### Accumulation d'humidité par perturbation de l'organe rate

Correspond souvent à une surcharge pondérale, une mauvaise alimentation par excès de stress professionnel, et à une conduite obsessionnelle dans la course à l'enfant amenant à une baisse de libido.

L'acupuncture, par des points très précis sur le méridien rate (Pi Shu, Sanyin Jiao) fait circuler le sang, améliore l'énergie Qing alimentaire. Zusanli renforce l'énergie acquise par l'alimentation et la respiration.

### Énergie perturbée au foie

L'abus d'alcool, une nourriture rapide trop riche en corps gras, en sucre, les polluants que l'on rencontre de plus en plus dans la vie actuelle perturbent le métabolisme du foie.

Le drainage du foie s'effectue par la poncture des points *Tai Chong*, *Ququan*, *Qi Men* du foie. Ces points apportent une meilleure vitalité, détoxiquent le corps et augmentent le potentiel fécondant de l'homme. Avec ces traitements, on a pu noter dans des études chinoises une amélioration du spermogramme.

# Les enchaînements du Qi Gong

Dans le Ling Shu, livre millénaire, bible d'acupuncture qui a été récemment exposée au Grand Palais lors de l'exposition sur le Tao, il est écrit :

*« Le ciel qui se tient en moi est aussi le pouvoir d'advenir. »*

Nous faisons partie de l'univers, entre le ciel et la terre. Le ciel est notre projection dans l'avenir, alors que la terre est l'ancrage, la fécondité. Nous avons aussi en nous ce yin et ce yang, notre ciel et notre terre.

Dans la philosophie chinoise, au départ le ciel féconde la terre pour donner la vie.

Ainsi, l'écoute profonde du souffle originel, souffle de vie tel qu'il s'exprime à travers soi, permet d'être en pleine conscience de la fluidité de ses énergies, source de confiance en soi, et de sa capacité à devenir le réceptacle de la vie. **La future maman met en route le projet du bébé : c'est la *projescence*.**

*« La terre qui se tient en moi est le souffle de vie. »*

C'est le souffle de vie dont dispose la future maman dans sa vie incarnée. Dans sa vie génitale, selon la pensée chinoise, tout comme la terre est féconde en permettant la croissance végétale, elle est féconde à la terre, prête à accomplir son projet de naissance.

Après la ménopause, la femme ne sera plus féconde à la terre mais féconde au ciel féconde intellectuellement pour alors développer son intuition.

**En Chine, être enceinte, c'est recevoir de la poudre d'étoiles, capter le ciel pour se rendre féconde à la terre.**

## Le ciel féconde la terre

Il se pratique par un enchaînement de quatre séries de mouvements.

### Premier enchaînement : l'enracinement

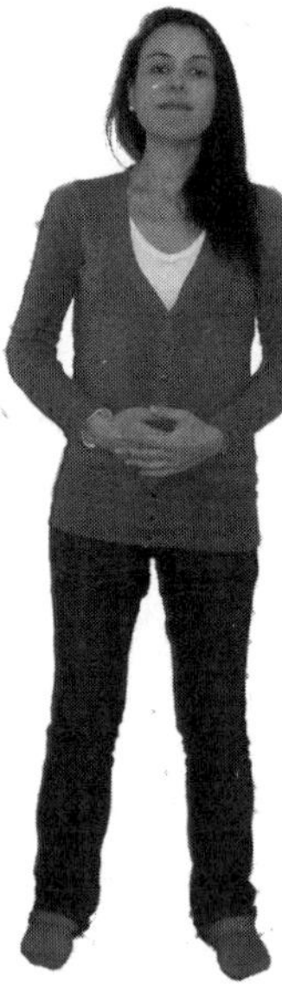

Les deux pieds placés parallèles : il est très important pour la future maman de sentir le poids de son corps sur le sol. Pieds nus : ressentir la consistance du sol.

Tout d'abord, un temps de silence augmente cette conscience d'enracinement. Il est dit qu'être bien enraciné, c'est avoir confiance en soi. C'est aussi avoir confiance en la grossesse à venir.

L'intention donnée pour ressentir l'enracinement est vécue comme si des racines partaient de la plante des pieds pour aller au plus profond de la terre et ainsi augmenter la fécondité à la terre nourricière.

## Deuxième enchaînement : la douche céleste

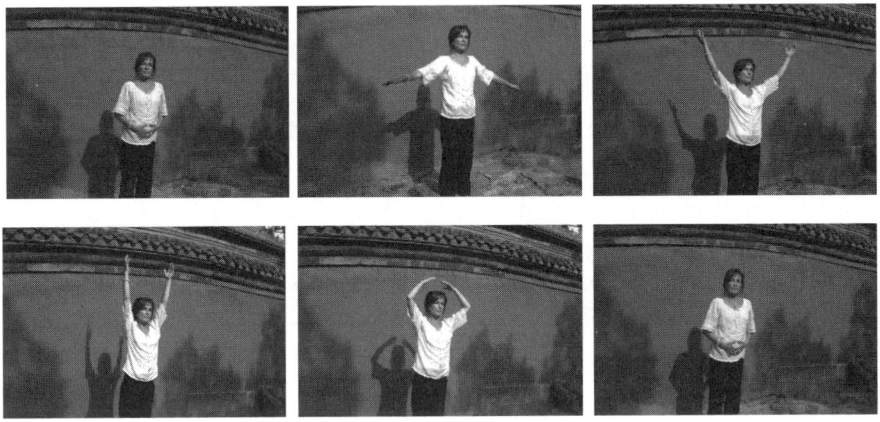

Ce mouvement permet d'équilibrer l'énergie yin yang du corps avec les énergies du ciel et de la terre. Cet enchaînement nettoie notre corps des émotions néfastes pour le purifier et faire circuler l'énergie en nous. Il permet d'étendre notre ressenti à la nature qui nous environne et ainsi de nous mettre en relation avec elle.

Enraciné dans la position précédente ; à l'inspiration, les bras le long du corps s'élèvent tout doucement paumes face au ciel pour venir au sommet de la tête. Dans l'intention, les mains touchent le fond du ciel. Le grand bleu : *Tai Kong*, c'est-à-dire le « bleu du cosmos » mais aussi, pour la petite future maman, la « poudre d'étoiles ». La pointe des doigts touche les étoiles, en particulier l'étoile Polaire, le *Tian Shu*, « pivot du ciel » chez les anciens.

À l'expiration, les mains redescendent doucement devant le corps avec l'intention de purifier celui-ci ; en arrivant au-dessus du *Bai Rui*, les mains transformées en pommeau de douche envoient une brumisation de lumière d'étoiles à l'intérieur du corps. La sensation est celle d'une douce fontaine, pure, céleste, qui pénètre par le sommet de la tête et nettoie l'intérieur du corps pour se prolonger dans les jambes jusqu'à la plante des pieds et balayer toutes les impuretés que l'on amène à la terre.

Ce premier mouvement réalise la femme entre le ciel et la terre. Ouverture au ciel, fécondité à la terre.

### Troisième enchaînement : le ciel et la terre s'équilibrent

Cet enchaînement harmonise les énergies yin yang de notre corps, équilibre nos émotions, renforce notre confiance en nous.

Debout, toujours pieds parallèles écartés de la largeur des épaules, les mains devant le *Dan Qian* inférieur ; à l'inspiration, épaule et coude relâchés, paumes face au ciel, les bouts des doigts face à face montent à la hauteur des épaules pendant que le corps descend légèrement. À l'expiration, les paumes de mains sont tournées face à la terre, redescendent vers le nombril alors que le corps se redresse par le sommet de la tête, comme s'il était suspendu à un fil au ciel. Ce mouvement de balancement de haut en bas, fluide et continu, apaise et berce notre corps. Il peut se prolonger dans nos corps de façon infinie. Il se termine en ramenant l'énergie, la main gauche sur la main droite au niveau du nombril.

### Quatrième enchaînement : la terre et le ciel se marient

La terre représente l'énergie nourricière de procréation, le ciel l'énergie dynamisante, ciel et terre s'harmonisent entre eux pour donner le mouvement de vie.

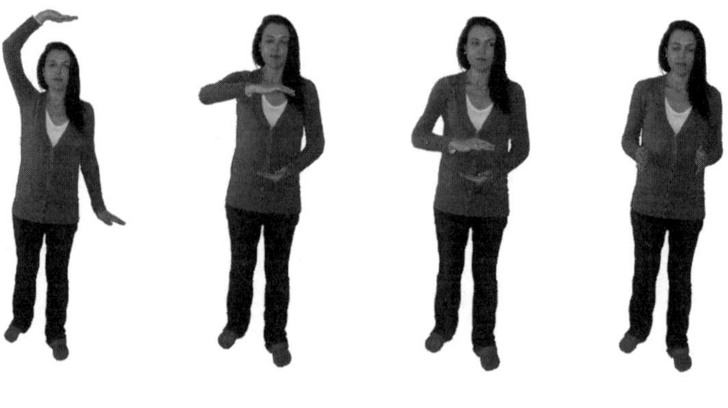

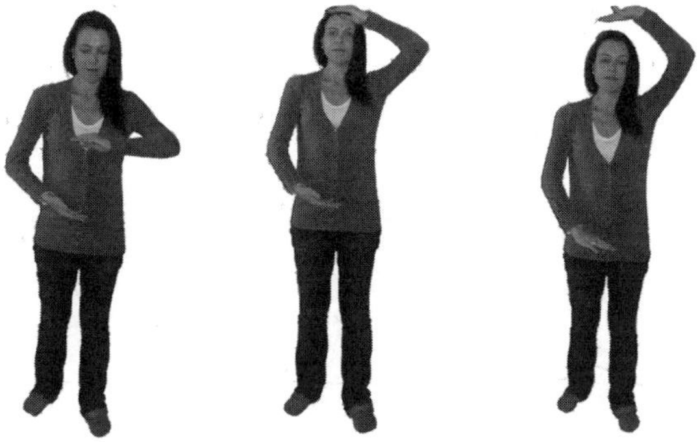

Les mouvements des bras de montée/descente représentent l'équilibre des forces yin yang, ce mouvement est permanent dans notre corps, dans la nature. C'est un état d'équilibre en perpétuel mouvement. Le yin n'existe pas sans le yang, comme le dessin du Tao.

La future maman travaille cette harmonie dans son corps.

La main gauche, paume yin face à la terre, la main droite yang face au ciel captent respectivement l'énergie du ciel et de la terre pour les mélanger en une boule d'énergie comme un ballon sous le nombril. Ce mouvement alternatif pourra se répéter six à neuf fois.

À l'inspiration, les mains placées face à face comme si elles tenaient un bol de riz face aux *Dan Tian* se séparent sur la ligne médiane, la main droite monte au ciel – paume yang – et la main gauche descend à la terre – paume yin. Elles captent le ciel et la terre. Puis les paumes de main se retournent face à face pour descendre à l'expiration sous le nombril.

Les mains tiennent le ballon sur l'axe nord-sud, l'une au-dessus de l'autre, puis le tournent à l'horizontale sur la ligne équatoriale, toujours face à face pour revenir nord-sud – position inversée, la main du dessus passe en dessous. Le ballon d'énergie prendra une densité, une consistance, une lumière au fur et à mesure du passage des mains de haut en bas, pour finir à la neuvième fois en ramenant le ballon sous le nombril pour le faire rentrer dans le *Dan Tian* en inspirant main gauche sur la main droite.

## Le bourgeon de lotus s'enracine dans le bassin

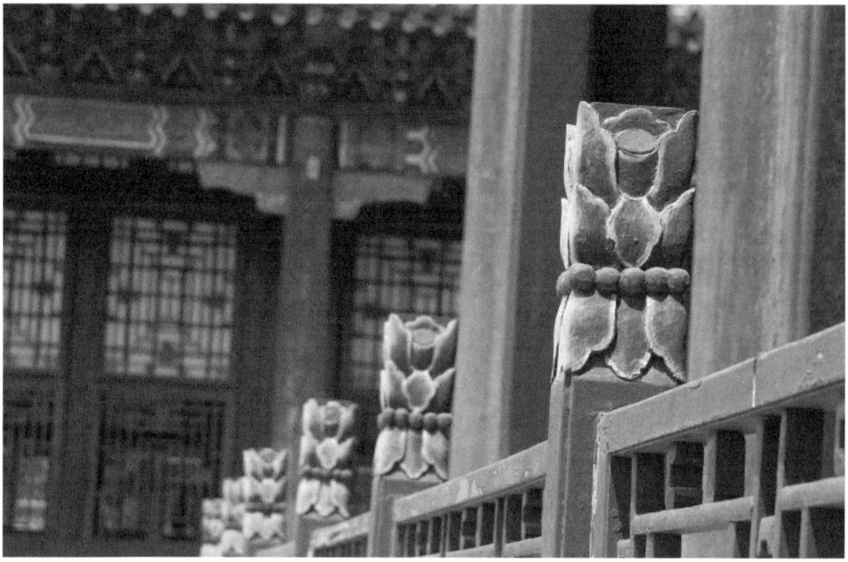

Cet exercice m'a été transmis en 1990 par la mère et la sœur du docteur Lui Dong, maître incontesté de Qi Gong, qui après avoir séjourné une quinzaine d'années à Paris, enseigne maintenant à Los Angeles.

Son propre père fut le médecin du dernier empereur Pu Yi lors de sa fuite dans le nord-est du pays.

Lui He et sa mère sont venues plusieurs fois à mon cabinet enseigner ce Qi Gong auprès de futures mamans que j'avais réunies pour cette occasion.

Ce Qi Gong « bourgeon de lotus » est particulièrement intéressant pour les jeunes femmes faisant des fausses couches à répétition. Le lotus symbolise la féminité dans sa créativité. C'est une fleur aquatique qui s'épanouit sur l'eau tout comme le fœtus s'épanouit dans le liquide amniotique.

Comme son titre l'indique, le fœtus nommé « bourgeon de lotus » pourra améliorer son développement au sein de l'utérus situé dans le bassin, grâce à ce Qi Gong.

La physiologie de la femme est étroitement liée au sang : « *xue* », en chinois.

Dans la représentation des astres, la femme est la lune, l'homme est le soleil. La lune rythme les mouvements d'eau, les marées. Comme la lune, la femme est rythmée par ses règles : *yue jing*, ses lunes. Le cycle féminin de 28 jours n'est-il pas en accord avec le cycle lunaire, lui-même de 28 jours ?

Souvent, les problèmes génitaux de la femme sont dus à un vide de sang accentué par la grossesse, plus particulièrement à partir du troisième mois où l'on prescrit régulièrement du fer à la future maman anémiée. Les troubles de la coagulation sont d'autre part souvent mis en cause dans les fausses couches.

Ce Qi Gong permet de remédier à ces problèmes de sang en fortifiant sang et vaisseaux, en captant l'énergie essentielle du soleil et de la lune pour les concentrer au point *Tan Zhong* (la source de la rivière qui irrigue le corps, la mer du sang).

Ce Qi Gong s'appuie toujours sur la respiration, la concentration, une intention bienveillante sur son corps pour conduire l'énergie au *Tan Zong* et à l'utérus.

L'utérus est considéré par les taoïstes comme le « palais de l'enfant », c'est là que le fœtus se forme et se développe pendant les neuf mois de la grossesse. Le méridien nommé « vaisseau conception »prend une grande importance dans ce travail d'énergie. Ce méridien débute au périnée et monte sur la partie médiane de l'avant-corps pour se terminer sur la lèvre inférieure.

Dans ce Qi Gong, on ouvre le vaisseau conception pour acheminer l'énergie subtile de la femme du *Tan Zhong* jusqu'à l'utérus. Ceci permet de nourrir le yin.

Ce Gong se pratique plutôt le matin pour capter l'énergie du soleil et nourrir le corps de la femme yin. Il permet un bon développement du fœtus et facilite le déroulement de l'accouchement le moment venu.

## Position de départ

Il se pratique dans le calme, dans une ambiance douillette, assise confortablement.

Assise en tailleur, la jambe gauche à l'extérieur (spontanément réalisé par les droitières). La jambe droite devant la jambe gauche, le yin enveloppe le yang. Certaines personnes moins souples inverseront la position des jambes.

Mains posées sur les genoux, paumes vers le ciel, pouce et majeur en contact, la maman garde les yeux fermés. Elle apaise son mental, pratique le vide absolu, appelé aussi en chinois *wu qi*. Elle avale sa salive et visualise la descente de celle-ci le long de son axe médian du corps. La salive est nommée en chinois « liquide de jade ».

Dans cet état de plénitude, un doux sourire se dessine au coin des lèvres.

## Premier enchaînement : capter l'énergie de la Lune et du Soleil

Se concentrer d'abord sur la main gauche : la petite maman capte l'énergie de la lune, elle est fraîche comme une pleine lune, blanche, toute ronde. Cette sensation de fraîcheur circulera dans tous les méridiens yin de haut en bas, de barre droite à gauche, de l'intérieur à l'extérieur. Quelques minutes après, elle se concentrera sur la main droite pour recevoir l'énergie du soleil, un doux soleil levant chaud qui mobilisera toute l'énergie yang dans les méridiens, de haut en bas, de droite à gauche, intérieur/extérieur. Quelquefois, certaines mamans ont des difficultés à ressentir la lune à gauche, elles l'inverseront, cela n'a pas d'importance.

### Deuxième enchaînement : projection de l'énergie au cœur et au foie

La main gauche contenant la lune se pose sous le sein droit, en projection du foie, la main droite contenant le soleil se pose sous le sein gauche en projection du cœur. À l'inspiration, les mains s'approchent du thorax et apportent une belle énergie de pureté, de purification de la lune et soleil. À l'expiration, la maman éloignera les mains en rejetant les énergies impures de colère, d'énervement, etc.

### Troisième enchaînement : la boule d'énergie

Les deux mains s'écartent pour se placer au milieu de la poitrine main, gauche au-dessus, paume face au sol, la main droite en dessous, paume face au ciel. Elles forment entre elles une boule d'énergie que la maman malaxe. Elle mélange les énergies du soleil et de la lune pour ressentir une sensation de chaleur.

Elle ramène ensuite les mains devant le troisième œil, *Yin Tang* entre les sourcils. Les mains superposées, main droite par-dessus la main gauche, c'est-à-dire le soleil sur la lune, elles descendront doucement jusqu'au milieu de la poitrine au point *Tan Zong* pour ressentir une sensation de chaleur dans tout le thorax.

### Quatrième enchaînement : masser les seins

Le massage des seins stimule le système endocrinien, selon les Chinois.

La jeune femme sépare et écarte ses mains pour décrire neuf cercles autour des seins, dans un sens puis dans un autre. Elle commence à partir du centre pour aller vers le bas à l'extérieur, puis à l'inverse, neuf fois de suite. Le point *Lao Gong*, à l'intérieur de la main, est placé sur le mamelon.

### Cinquième enchaînement : stimuler la sécrétion de la salive

Avec la pointe de la langue, elle masse le frein de la lèvre supérieure qui se trouve à la racine des incisives supérieures. Ce massage du frein de la lèvre est répété neuf fois.

Il déclenche une salivation importante, que la jeune femme avale en se concentrant sur son trajet qui se poursuit jusqu'à l'utérus. Les Chinois la nomment « élixir de jade », elle stimule l'énergie *Jing*.

### Sixième enchaînement : masser les reins et le ventre

Cette phase nourrit les reins donc renforce l'énergie vitale *Jing* et le yang d'autre part. Elle donne la vitalité à ce bourgeon de vie.

Les mains placées au niveau de la poitrine sur les seins se séparent pour glisser en arrière en contournant le méridien ceinture (*Tai Mo*) pour aller se placer en arrière sur les reins. Les mains à plat sur les reins s'éloignent du dos pour former un bec de canard avec les doigts, c'est-à-dire index-majeur-médium-auriculaire tendus face au pouce qu'ils rejoignent pour former cette bouche de canard. Avec la pointe des doigts, elle tapote cette région lombaire pendant quelques minutes, puis avec la paume de la main la maman masse ses reins, pour revenir en avant en projection de l'utérus. Elle visualise alors une boule d'énergie qui nourrit l'utérus : une sensation de chaleur apparaît alors dans cette zone.

### Septième enchaînement : prononcer le son « pou »

L'émission de sons fait partie de la thérapeutique utilisée dans le Qi Gong. Au palais de l'utérus correspond le son « pou ».

La maman laisse glisser ses mains des reins vers l'avant en suivant toujours ce méridien ceinture, pour les placer au niveau du périnée en projection de l'utérus et des ovaires. Elle dépose sa main droite, verticale, les bouts des doigts touchant le ciel dans la main gauche horizontale, paume face au ciel.

Cette position de main appelée « *mudra* » lie la femme au ciel pour recevoir la nourriture de la terre.

Dans cette position, elle inspire en faisant descendre l'air dans le *Dan Tian* qui se gonfle légèrement ; elle retiendra son souffle, poussera l'air du *Dan Tian* dans l'utérus.

Dans l'expiration, elle dégonfle le *Dan Tian* en prononçant trois fois le son « pou ».

En soufflant, l'intention est dans le troisième œil entre les sourcils, comme un rayon de lumière qui nourrit l'utérus. Ce troisième œil se met en correspondance avec l'utérus.

Dans cette série de respirations qui se reproduit trois fois, l'énergie pure de l'univers descend dans le *Dan Tian* lors de l'inspiration pour pénétrer dans l'utérus lors de l'émission du son « pou ».

À l'expiration, ces mauvaises énergies seront évacuées.

### Huitième enchaînement : calme intérieur

Elle s'allonge sur le dos, jambes ouvertes, plantes des pieds face à face et se touchant. Elle pose ses mains sur le point au milieu de la poitrine, ferme les yeux dans une attitude calme de sourire intérieur. Elle imagine qu'une bruine fine tombe sur le corps.

Puis elle descend les mains au niveau de la projection de l'utérus ; sur la main gauche horizontale, tournée face au ciel, elle pose la main droite verticale, l'index droit dressé vers le ciel, et inspire fortement en prononçant le son « yi » qui signifie « un », l'unité, le début de vie. C'est aussi un chiffre symbolique qui veut dire : « Tout va bien, je suis en harmonie dans l'univers. Rien ne peut m'arriver. »

En prononçant ce son « yi », elle ressent comme une bruine fine nourrir tout son corps.

## Le Qi Gong de la femme enceinte : Yan Tai Gong

Ce Qi Gong m'a été transmis par Lui Ya Fei, qui exerce actuellement à Bai Dai He dans un hôpital à 200 km de Pékin. Il y a cinq ans, je suis allée visiter cet endroit qui se situe dans un site merveilleux au bord de la mer. À cette occasion, j'ai eu l'honneur de rencontrer de grands maîtres de Qi Gong qui avaient soigné le président Mao en fin de vie. Ces sages anciens m'ont fait partager leur enseignement.

Ce Qi Gong s'adresse à toutes les femmes dans toutes les tranches de vie. Parmi ces enchaînements, certains, concernant le balancement du *Dan Tian*, correspondent particulièrement à la femme enceinte.

Le Qi Gong de Lui Ya Fei est intéressant pendant la grossesse, pour régler des problèmes que la maman n'a pas résolus.

Ce peut être celui de garder l'enfant, trop lourd à porter, si difficile à gérer. Tant de soucis peuvent mener à des pulsions suicidaires.

L'accompagnement de la future maman par le Qi Gong l'aide, lui donne le plaisir de voir son ventre grossir. Pratiqué quotidiennement, il lui fait prendre conscience de la présence de cette vie qui débute et la conscience de son corps qui se transforme et qui berce ce petit nid.

### Massage de droite à gauche

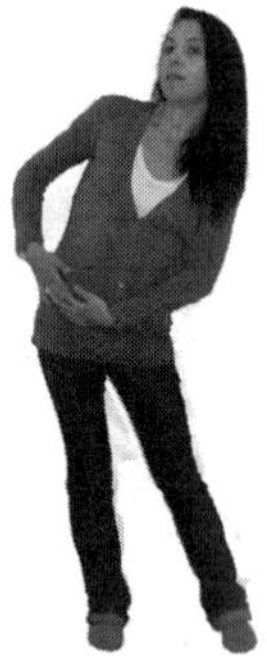

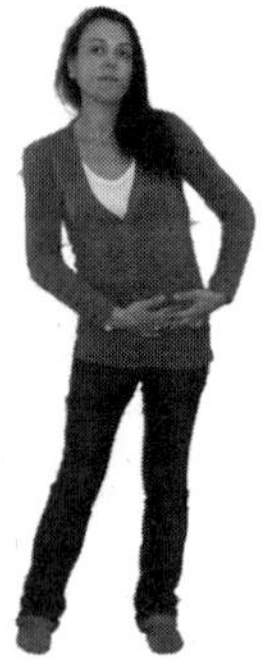

Ces exercices se font les jambes écartées de la largeur des épaules pour ressentir le bassin comme un berceau qui accueille le futur bébé. Il se fait avec des balancements d'avant en arrière et sur les côtés, de droite à gauche, associés à des massages, les mains soutenant le ventre.

Quand le bassin bascule à droite, les mains suivent le mouvement ; le même mouvement est reproduit à gauche.

**Massage oblique**

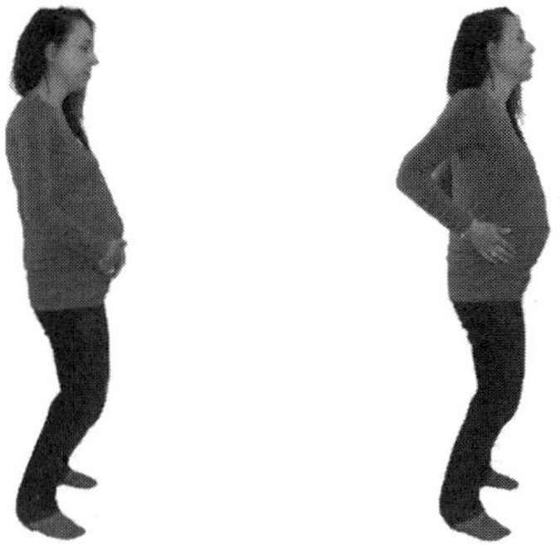

À l'inspiration, les mains placées en bas sur le pubis s'écartent sur les côtés du bassin.

À l'expiration, elles reviennent sur la ligne médiane sur le pubis.

**Massage du ventre comme une pleine lune**

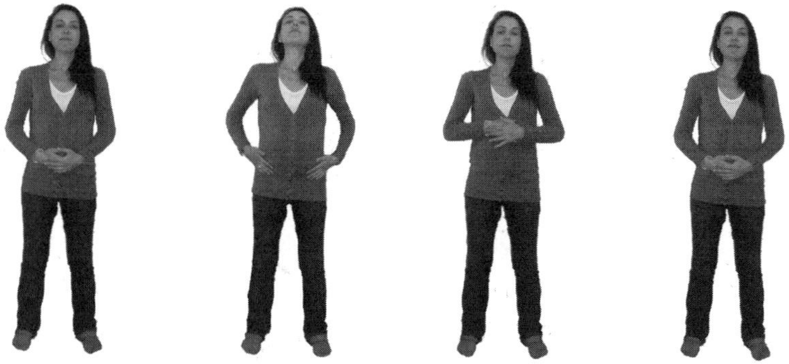

À l'inspiration, les mains partent du pubis et montent de chaque côté du bassin pour se retrouver au-dessus du nombril sur la ligne médiane. La main droite sur la main gauche rejoint la ligne médiane.

Les deux mains descendent à l'expiration jusqu'au pubis. Ce mouvement s'accompagne d'un balancement du bassin d'avant en arrière.

Ces exercices comportent également des massages de ce ventre qui grossit. Plus la grossesse avance, plus les mains passent à distance de ce ventre rebondi.

## Le massage du Hui Yin

Ce massage – comme on l'a vu dans les témoignages – est utilisé comme purification dans les viols ou attouchements de l'enfance ou de l'âge adulte. Il permet de se reconnecter à sa sexualité et à sa féminité. De ressentir de l'amour pour son sexe, de libérer la sexualité.

Le *Hui Yin* est un point d'acupuncture appelé « réunion du yin ». C'est aussi la porte frontale des organes sexuels : il se situe entre la vulve et l'anus, au centre du périnée, région formant le fond du bassin où se situent l'urètre, le vagin et l'anus.

### Hui Yin Yu : la douche du Hui Yin

Ce massage consiste à passer un gant de toilette que l'on trempe dans de l'eau très froide avec des glaçons sur nos organes génitaux externes, d'avant en arrière pour garder le froid sur cette zone.

Il est nécessaire de poursuivre ce massage pendant au moins dix minutes.

Il a une action purifiante dans les traumatismes psychiques, il calme les bouffées de chaleur et diminue la frilosité.

### Hui Yin Tuina : Qi Gong du périnée

Le massage du *Hui Ying* permet de se réapproprier ses organes génitaux.

Placer les mains à plat sur la vulve en remontant alternativement votre main gauche et votre main droite vers le bas-ventre ; il s'agit à peu près du même exercice que l'on fait avec les seins.

Si ce massage est difficile psychologiquement, il peut être effectué à distance de la vulve, ou par-dessus un vêtement.

Dans l'esprit chinois, le Qi sexuel doit monter à l'hypophyse, au niveau du troisième œil, à l'inspiration, et après neuf mouvements alternatifs des mains redescendre jusqu'aux organes sexuels.

Ce mouvement est à recommencer trois fois.

Une forte chaleur est ressentie au niveau du périnée.

Il est utile dans la stimulation de la libido, après la ménopause. Il aide à retrouver leur corps sexué chez les traumatisés sexuels.

# Conclusion

En ces temps modernes où les prouesses de la science permettent des merveilles, nous ayant fait passer de l'âge de pierre à la science-fiction en quelques décennies, à l'heure où l'on peut créer la vie, il est étonnant de voir que la nature est toujours capable de nous faire des pieds de nez quand il s'agit, par exemple, de concevoir un enfant.

Le psychisme a un pouvoir énorme sur la nature, bloquant parfois une grossesse pourtant désirée, ou libérant miraculeusement des verrous qui empêchaient toute conception.

Des techniques ancestrales comme l'acupuncture n'ont pas démérité, leur formidable action sur les champs énergétiques, même s'ils n'ont pas de substrat anatomique ou physiologique clairement établi pour notre médecine cartésienne, permet d'aider certaines femmes à être fécondes là où la médecine occidentale avait montré ses limites.

La médecine nous donne quotidiennement des leçons d'humilité.

L'acupuncture reste un art qui peut remarquablement compléter les techniques de procréation médicale assistée, sans dispenser de tout bilan médical et biologique complet nécessaire à la prise en charge d'hypofécondité.

La femme actuelle est libre de mettre au monde un enfant quand elle le désire, dans une grande liberté ; elle peut bloquer toute conception, ou stimuler celle-ci. Cette chance lui permet de prendre le temps nécessaire pour se construire dans la maternité, s'y préparer matériellement, physiquement et psychiquement.

Elle va pouvoir régler si nécessaire ses fractures émotionnelles, et c'est seulement après ce travail personnel que pourra se construire la bonne mère.

Les passages d'infertilité ne sont pas forcément une catastrophe, ils peuvent être vécus comme une pause imposée qui va permettre à la maman potentielle de se remettre en question, de réharmoniser son champ énergétique et émotionnel pour ouvrir son potentiel créatif, altruiste, et ainsi optimiser son avenir. Les techniques énergétiques et psychothérapiques évoquées dans cet ouvrage permettent de débloquer les barrages psychologiques qui entravent la fécondité, altèrent la qualité du lien mère-enfant, et ainsi d'éviter de reproduire des schémas répétitifs de névrose familiale.

On peut dire que ce passage en infertilité est peut-être un moment nécessaire pour se « nettoyer », être en règle, en paix avec soi-même et concevoir des enfants qui seront ainsi plus choyés, plus équilibrés, plus heureux.

# Bibliographie


Alice, D. (2006May). « Acupuncture and Infertility : We Need to Stick to Good Science », *Fertility And Sterility* 85(5): 1359-1361.

Bertelsmann, H. K. S., Höltershinken, M., Bollwein, H., Behne, D., Alber, D., Bukalis, G., Kyriakopoulos, A., Sieme, H. (2010), « Selenium in Blood, Semen, Seminal Plasma and Spermatozoa of Stallions and Its Relationship to Sperm Quality », *Reprod. Fertil. Dev.* 22(5): 886-891.

Boitani, C. P. R. (2008), « Selenium, a Key Element in Spermatogenesis and Male Fertility », *Adv. Exp. Med. Biol.* 636: 65-73.

Cai, X. (1997 Jun.), « Substitution of Acupuncture for Hcg in Ovulation Induction », *J. Tradit. Chin. Med.* 17(2): 119-121.

Chen By (1997), « Acupuncture Normalizes Dysfunction of Hypothalamic-Pituitary-Ovarian Axis », *Acupunct. Electrother. Res.* 22(2): 97-108.

Chen Hm, C. C. (2004 Nov), « Effects of Acupressure at the Sanyinjiao Point on Primary Dysmenorrhoea », *J. Adv. Nurs.*48(4): 380-387.

Comhaire, F. (2010 Oct), « The Role of Food Supplementation in the Treatment of the Infertile Couple and for Assisted Reproduction », *Andrologia* 42(5): 331-340.

Evan, R. (2006May), « Acupuncture as Adjunctive Therapy in Assisted Reproduction: Remaining Uncertainties », *Fertility And Sterility* 85(5): 1362-1363.

Ferreira, R. C., H. G., Figueira, Rde C., Braga, D. P., Iaconelli, A. Jr, Borges, E. Jr. (2010 Jul.), « Physical Activity, Obesity and Eating Habits Can Influence Assisted Reproduction Outcomes », *Womens Health* (Lond. Engl.) 6(4): 517-524.

Gaillon, C., « Intégration de l'acupuncture en médecine occidentale : exemple de l'aide médicale à la procréation ». Thèse de doctorat en médecine, 1er oct. 2010, université Joseph Fournier, faculté de médecine de Grenoble.

Lee, M. S., S. B., Ernst, E. (2009 Aug), « Acupuncture for Treating Erectile Dysfunction: a Systematic Review », *BJU Int.* 104(3): 366-370.

Li D. K., Y. B., Li, Z., Gao, E., Miao, M., Gong, D., Weng, X., Ferber Jr, Yuan, W. (2010 Jan.), « Exposure to Magnetic Fields and the Risk of Poor Sperm Quality », *Reprod. Toxicol.* 29(1): 86-92.

Liu, F., X. J., Huang, Gy, Wang, W., (2009 Feb.), « Study on the Underlying Mechanism of Acupuncturei Regulating Neuroendocrine Activity in Dysmenorrhea Rat », *Zhen Ci Yan Jiu.,* 34(1): 3-8.

Magarelli, P. C., C. D., Cohen, M. (2009 Dec.), « Changes in Serum Cortisol and Prolactin Associated with Acupuncture During Controlled Ovarian Hyperstimulation in Women Undergoing in Vitro Fertilization-Embryo Transfer Treatment », *Fertil Steril* 92(6): 1870-1879.

Manheimer, E., Z. G., Udoff, L., Haramati, A., Langenberg, P., Berman, B. M., Bouter, L. M., (2008 Mar. 8), « Effects of Acupuncture on Rates of Pregnancy and Live Birth among Women Undergoing in Vitro Fertilisation: Systematic Review and Meta-Analysis », *BMJ* 336(7643): 545-549.

McCartney Pr (2010 May-Jun.), « Is There a Relationship Between Cell Phone Electromagnetic Waves And Infertility ? », *MCN Am. J. Matern. Child. Nurs.* 35(3): 173.

Narongpunt, V., Cornillot, P., Attali, Jr., Molinier, F., Alimi, D., Datcu, S. (2005 Jan.), « Infrared Thermographic Vizualisation of the Traditional Acupuncture Meridian Points », *Med. Acup.* 23(2): 32-37.

Nguyen Trong Khan, J. N. J. (2003), « L'acupuncture améliore le spermogramme en cas d'oligo-asthénospermie », *Asian J. Androl.* 5: 345-348.

Paasch, U., G. S., Kratzsch, J., Glander,H. J. (2010 Jul. 27), « Obesity and Age Affect Male Fertility Potential », *Fertil Steril.*

Pesant, M. H., W. D., Pralong, F., Giusti, V. (2010 Mar.), « The Impact of Obesity on Fertility », *Rev. Med. Suisse* 31(6(242)): 662-665.

Roqueta-Rivera, M., S. C., Haschek, W. M., Akare,S. J., Segre, M., Brush,R. S., Agbaga, M. P., Anderson, R. E., Hess, R. A., Nakamura, M. T. (2010 Feb.), « Docosahexaenoic Acid Supplementation Fully Restores Fertility and Spermatogenesis in Male Delta-6 Desaturase-Null Mice », *J. Lipid. Res.* 51(2): 360-367.

Seignalet, J., éd., *L'Alimentation ou la Troisième Médecine*, François-Xavier de Guibert, 5e édition.

Seignalet, D., A., Joyeux, H., éd., *Guide pour lire, comprendre et pratiquer : L'Alimentation ou la Troisième Médecine du Dr Jean Seignalet*, François-Xavier de Guibert, décembre 2007.

Shafik, A. (2005 Mar.), « Effect of Electromagnetic Field Exposure on Spermatogenesis and Sexual Activity », *Asian J. Androl.* 7(1): 106.

Siterman, S., E. F., Schechter, L., Maimon, Y., Lederman, H., Bartoov, B. (2009 Mar.), « Success of Acupuncture Treatment in Patients with Initially Low Sperm Output Is Associated with a Decrease in Scrotal Skin Temperature », *Asian J. Androl.* 11(2): 200-208.

Siterman, S., E. F., Wolfson, V., Lederman, H., Bartoov, B. (2000 Jan.), « Does Acupuncture Treatment Affect Sperm Density in Males with Very Low Sperm Count ? A Pilot Study », *Andrologia* 32(1): 31-39.

Smith, C. (2006May), « Influence of Acupuncture Stimulation on Pregnancy Rates for Women Undergoing Embryo Transfert », *Fertility and Sterility* 85(5): 1352-1358.

Tabosa, A. , Y. Y., Fornoe, R. (2002), « Effect of the Acupoints St-36 (Zusanli) and Sp-6 (Sanyinjiao) on Intestinal Myoelectric Activity of Wistar Rats », *Brazilian Journal of Medical and Biological Research* 35: 731-739.

Wang, S. J., Z. B. (2007 Apr.), « Regulative Effect of Electroacupuncture on Hypothalamus-Hypophysis-Gonad Axis in Different Stages of Estrous Cycles in Rats », *Zhen Ci Yan Jiu*.32(2): 119-124.

Zhu, Y., N. L. (1997 Sep.), « Treatment of Impotence by Chinese Herbs and Acupuncture », *J. Tradit. Chin. Med.* 17(3): 226-237.

# Table des matières

**Dédicace** 2

**Préface** 3

**Fertilité et stérilité** 5

**Psychologie et procréation** 7

**Mécanismes de la fécondation** 9

Fécondation 10
Migration de l'embryon 11

**Mécanismes de l'infertilité** 13

Facteurs communs d'infertilité 13
Causes de stérilité féminine 14
Causes de stérilité masculine 16

**Prise en charge du couple infertile** 19

Bilan de la fertilité masculine 19
Bilan de la fertilité féminine 20

**1**

**Traitements actuels de l'infertilité**

Historique des traitements 23
Inducteurs de l'ovulation 23
Traitements chirurgicaux 24
Assistance médicale à la procréation 25
Inconvénient de ces traitements 29

## 2

## La stérilité en médecine traditionnelle chinoise

A **L'acupuncture** 33
La théorie Yin Yang 33
La théorie des cinq éléments 33
Principes de l'acupuncture 35
Les points d'acupuncture 39
Concepts de la stérilité féminine dans la Chine ancienne 41
Principe énergétique de la stérilité féminine 45
Acupuncture et stérilité masculine 48
Concepts de la stérilité masculine dans la Chine ancienne 48
Principes énergétiques de la stérilité masculine 49
Stérilité du couple 52

B **Le Qi Gong** 53

C **La diététique chinoise** 59

## 3

## Autres méthodes d'accompagnement de l'infertilité

A **L'EFT** 67
Méridiens Principaux 69
Les deux grands merveilleux vaisseaux : Du Mai et Ren Mai 70

B **La visualisation** 73

C **La psychothérapie** 77

# 4

# Mon expérience au sein de mon cabinet médical

À propos des femmes 81

A **Femmes inféconde vues en première intention** 85

Aménorrhée 85

Fausses couches 89

B **Fractures émotionnelles** 93

La peur, organe rein 95

La colère, organe foie 103

La tristesse, organe poumon 108

Joie excessive, organe cœur 114

Rumination, organe rate 116

C **Femmes vues en accompagnement médical après bilan de stérilité** 117

Inversions parentales 119

Alerte à l'horloge biologique 121

Femme carriériste hyperactive 122

Mère infantile 124

Stérilité post MST 125

Acharnement thérapeutique 126

Croyance limitante 128

Que dois-je changer dans ma vie ? 130

D **Femmes vues en cours de grossesse** 133

E **Témoignages de femmes longtemps après leur grossesse** 137

**À propos des hommes** 139

**Infertilité féminine : techniques d'acupuncture** 145

Troubles de l'ovulation 145
Aménorrhée 148
Fausses couches à répétition 151
Séquelles d'IVG 154
Procréation médicale assistée 157

**Infertilité masculine : Traitement par acupuncture** 163

Stimulation du principe yang de l'homme 163
Renforcement de la qualité de la semence : méridien Ren Mai 164
Atteinte des loges énergétiques rein, rate, foie 165

**Les enchaînements du Qi Gong** 167

Le ciel féconde la terre 168
Le bourgeon de lotus s'enracine dans le bassin 172
Le Qi Gong de la femme enceinte : Yan Tai Gong 177
Le massage du Hui Yin 180

**Conclusion** 183

**Bibliographie** 185

Achevé d'imprimer par
l'Imprimerie France Quercy, 46090 Mercuès
N° d'impression : 10194 - Dépôt légal : mars 2011

IMPRIM'VERT
Votre imprimeur agit pour l'environnement

*Imprimé en France*